JN084730

世界20カ国における

医師養成システム

－海外諸国では医師がどのように養成されているか？－

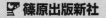篠原出版新社

はじめに

2010 年 9 月 21 日、医学部関係者を震撼させる一通の文書が世界を駆け巡った。発信元は、アメリカ・カナダ以外の国からの医師をアメリカで受け入れる資格を審査する、アメリカの外国医師卒後教育委員会（ECFMG）。内容は、「2023 年以降は国際基準で評価・認定された医学部の出身者にしか ECFMG 申請資格を与えない」だった。従来は国際医学教育研究財団（FAIMER）の医学校登録簿に掲載されている医学部の出身者なら、誰でも ECFMG に申請できた。が、この通告により、国際標準の医師養成教育が担保されていない医学部からの出身者は申請できないことになった。

通告は、あたかも 1853（嘉永 6）年に鎖国を守っていた江戸幕府に開国を迫ったアメリカの「黒船」にたとえられ、いわゆる「2023 年問題」として医学部関係者は対応を迫られた。

当時たまたま東京医科歯科大学に設置されていた医歯学教育システム研究センター長を務めていた私は、「平成の黒船」に対応する大役を仰せつかった。「嘉永の黒船」への対応を主導した老中首座阿部正弘よろしく、文部科学省、全国医学部長病院長会議などと協議を重ねた。そして、2015 年 12 月 1 日に一般社団法人「日本医学教育評価機構（JACME）」を発足させ、全医学部における教育プログラムを世界医学教育連盟（WFME）の評価基準に基づいて評価し、認定する体制を整えた。

もとより、医学部は国民の生命を守り、健康を維持、増進する重要な責務を担う医師を養成する重要な使命を持っている。わが国の医学部は以前から確固たるシステムで医学生を教育し、有能な医師を輩出し、社会からの信頼を得てきた自負がある。ECFMG からの通告とは言え、わざわざ日本の医学部教育を改めて見直す必要などあるまい。

もっともな意見で、敢えて反論できないかもしれない。だが、社会環境の変化、医学・医療の急速な発展、科学や ICT 技術の進歩などの影響を受け、医学部における教育を絶えず見直し、改革を進める必要がある。グローバル化が進む中、日本の医学・医療のレベルは世界一流、アジア第一位と、いつまでも胡座をかいているわけにはいくまい。現に、日本の大学の世界ランキングや研究論文発表数は、残念ながら下降傾向をたどっている。

そこで、ECFMG の通告を機に、日本医学教育評価機構は、わが国の医学部教育を国際基準に基づいて評価することになった。その精神は、日本の医学部で特色ある点は伸ばして世界に発信し、一方で改良すべき点は改善の方策を立てて改革し、もって日本の医師養成のレベルアップを目指すことにある。

この目的を達成するには、世界各国でどのような医学部教育が行われているのか調査研究を行い、医師養成の世界的潮流をまずは確認する必要がある。そして、海外諸国の医学部教育で優れた点は積極的に取り入れ、日本が誇る特色は海外に発信するべきではないか。

こうして、文部科学省、厚生労働省の研究プロジェクトによる支援を受けて、海外 20 カ国以上の医学部、保健省等を視察訪問し、世界の医学部教育の動向を調査研究することになった。あたかも 1865（慶応元）年にイギリスを見聞して文化、政治を学んだ森有礼ら薩摩藩の英国留学生のように、眼を凝らし、耳の穴をかっぽじって、海外の状況を貪欲に吸収した。

得られた成果は予想以上に大きく、まとめて記録に残しておくことは、日本における医師養成のあり方に大きなインパクトを与えるに違いない。こんな考えから、調査研究の成果を記録に留めるべく、本書を刊行することにした。医療関係者だけでなく、医療を受けられる立場の多くの方々にも、医師がどのように養成されているのか、関心をもっていただければと願う。

なお、アメリカやドイツなど、最近まで幾度となく訪問した国は問題ないが、オランダやスペインなどは 10 年以上も前に訪れたきりで、情報としては古くなっているものもある。あくまでも通過点における記録としてご海容いただきたい。

世界 20 カ国における**医師養成システム**

－海外諸国では医師がどのように養成されているか？－

はじめに
目　次

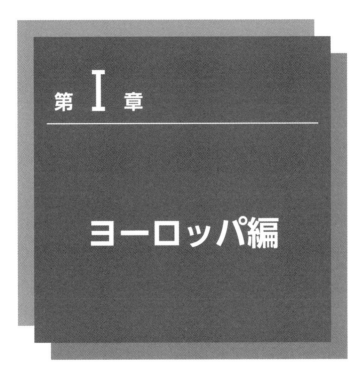

第 I 章

ヨーロッパ編

1 ドイツ

　明治2年、ときの政府は医師養成システムとして、ドイツの医学を導入した。東大医学部の前身である大学東校の発足当初は、イギリス医学が中心になっていた。鹿児島医学校長のウィリアム・ウィリスが教鞭をとったが、その後はミュレル・ホフマンらのドイツ人医師が教授となり、ドイツ医学が主流に転じたのだ。当時はドイツ医学が世界一と考えられ、ドイツ人教師を次々に招聘し、かつ留学生をドイツに派遣するなど、積極的にドイツ医学を見倣った。

　以来、第2次世界大戦が終了し、アメリカ医学が導入されるまでは、わが国の医学教育はドイツの医学教育が中心になってきた。しかし、理論を重視し、伝統的に学体系を踏襲してきたドイツにおいても、今日ではアメリカ式の臨床医学を主体とした実践的な医学教育に移行している[1-1]。この意味からも、ドイツにおける医学教育の現状を知ることは、わが国の医学教育改革を進める上で大いに参考になろう。

1）医療体制

　ドイツは16州（旧西ドイツ10州、旧東ドイツ5州）から構成される連邦国家である。総面積は35万7,588平方キロメートルで、日本の約95%ほどである。大学は州立大学が大学数・学生数ともに大半を占め、医学部定員数は州政府の財政状況等に応じて中央学生配分機関（Stiftung für Hochshuzulassung: SfH）が定めている。医師養成制度、カリキュラム策定についても州政府が責任をもっている。卒後研修は州政府の管轄になるが、州医師会に業務委託している。

　2021年現在、ドイツの人口は約8,322万人。人口10万人当たりの医師数は453人で、わが国の260人に比べてかなり多い[1-2]。男性医師が約187,385人（54.5%）、女性医師が163,810人（45.5%）で、他のヨーロッパ諸国と同様に、女性医師の比率が増えている。2017年現在、55歳以上の医師が医師全体の約44.7%を占めるとされ、医師の高齢化が問題視されつつある。病床数は人口1,000人当たり7.8床で、日本の12.6床よりも少ない。

　医師不足はベルリン、ミュンヘン、フランクフルトなど大都市圏ではほとんど問題になっていない。

しかし、旧東ドイツ地域を始めとした農村部で医師不足が目立ち、とくに総合的に診療のできる家庭医の不足が課題とされている。

　国民の約90%は公的医療保険（GKV）に加入しているが、経済的余裕のある残り約10%は民間医療保険（PKV）に加入して医療を受けている。

2）医学部

　ドイツの医学部は37校ある。私立は2校のみで、他はすべて州立である。医学部の学生在籍数は全国で約8万人（約1万人／年入学）、毎年9,000〜9,500人が卒業して医師になっている。うち女子学生が約70%を占め、今後は女性医師がさらに増加すると見込まれている。なお、6年間の医学部教育を完遂できるのは約95%で、およそ5%は途中で脱落して進路を変更している。

　ドイツで医師養成にかかる費用は1人当たり約18万ユーロと見積もられているが、州立の医学部は他学部と同様に学費は無償である。もっとも、昨今は州によっては経済状況に応じ、半期に500ユーロの学費を求めるようになった。それでも諸外国に比べれば学費は相当に低い。

　シャリテ大学（写真1-1）、ハイデルベルク大学（写真1-2）、ヴィルツブク大学（写真1-3）、ミュンヘン工科大学（写真1-4）を訪問し、それぞれの医学部における教育制度を聞き取り調査した[1-3, 4, 5]。

　かつてのドイツ医学は世界一を誇り、ウィルヒョ

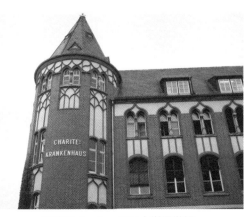

写真 1-1. シャリテ大学医学部

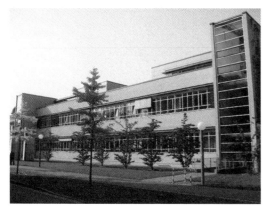

写真 1-2. ハイデルデルク大学医学部

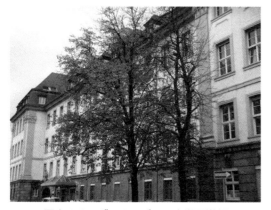

写真 1-3. ヴィルツブルク大学医学部

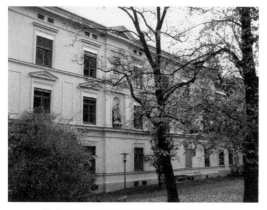

写真 1-4. ミュンヘン工科大学医学部

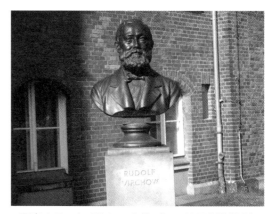

写真 1-5. ウイルヒョウ像（シャリテ大学構内）

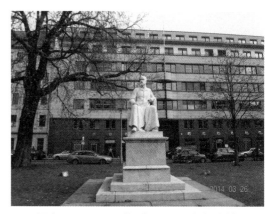

写真 1-6. コッホ像（シャリテ大学構内）

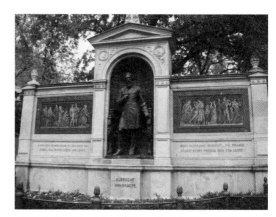

写真 1-7. フォン・グラーフェ像（シャリテ大学）

ウ（**写真 1-5**）、コッホ（**写真 1-6**）、バセドウ、レントゲン、フォン・グレーフェ（**写真 1-7**）など、医学関係者なら誰しもが知っている錚々たる名前が思い浮かぶ。その名に恥じず、20 世紀末まで、「偉大な教授」たちが威風堂々と講義をしていた。

　しかし、そんな伝統だけをいつまでも守り続けて良いものか。若手医師を中心に、実践的な臨床教育を主とするアメリカ医学を導入しなければ世界から立ち後れてしまうとの焦燥にかられた。20 世紀末に教授たちが一斉に退職するのを見計らい、果敢な改革が断行される運びになった[1-1]。「理論重視」の伝統は残すものの、アメリカ式の実践医学を取り入れたのだ。大講堂における一方的な講義から少人数のチュートリアル教育へ、臨床実習は見学型から診療参加型へ、国家試験では知識を問うペーパー試験に加え臨床技能試験の導入へと、改革が積極的に進

められている。

3) 医学部入学制度

　医学部には高校卒業者が入学する。平均入学競争倍率は約 4 〜 5 倍と高く、かつ 9 カ月の兵役（徴兵制は 2011 年に廃止された）や、入学のための待機期間があるために、入学時の平均年齢は約 21.4 歳になっている。

　ドイツで大学に進学する者は、6 〜 10 歳に 4 年間の基礎学校で初等教育を受け、次いで 8 年制のギムナジウム（Gymnasium、中高一貫校）で学ぶ[1-6]。ギムナジウム最終 2 年間の成績と、ギムナジウム卒業時のアビトゥーア試験（Abiturprüfung）成績が一定のレベルに達している者に対してのみ、「大学入学資格（アビトゥーア、Abitur）」が付与される。

　アビトゥーア試験には筆記試験（国語、数学、外国語、選択科目の 4 教科）と口頭試験（選択 1 教科）があり、総合成績として 900 点満点中 300 点が合格最低点とされる。資格を取得した者に対して、中央学生配分機関がドイツ全体を一括して入学する大学を決定する。資格さえ取得すれば大学に入学できる仕組みであるが、医学部に入学を希望する学生は多く、許容入学定員を超えているため、選抜が行われる。入学者選抜に当たっては、次の 3 つの方式がある。

①アビトゥーア成績

　入学者の約 20％はアビトゥーアの成績に応じて選抜され、アビトゥーアの成績で高得点を得た学生が入学できる。医学部志願者は順位を付けて中央学生配分機関に最大 6 校まで申請することができ、成績順に入学が許可される。

②大学独自の選抜

　最近では大学が独自に選抜する制度も増えており、約 60％の学生を受け入れている。この選抜法では、医学部進学の志望動機などが書類で選考された後、面接によって選抜される。

　しかし、この制度は判定基準が難しく、客観性にも疑問が残る。さらに、教員の負担、時間の浪費も無視できない。そこで、1997 年に廃止されたかつての全国規模の医学部入学者試験 Test für Medizinische Studiengänge（TMS）の意義が再認識され、TMS を再導入して、その成績優秀者を面接で選抜する医学部もある[1-7]。

③待機期間 waiting time

　ドイツに特有な選抜法で、約 20％の学生がこの制度で入学する。アビトゥーアの成績がレベルに達していない学生が医学部進学を強く希望する場合、看護学実習や市民活動などに参加し、医学部入学のチャンスが訪れるのを待つ制度である。

　待機期間は通常は 2〜3 年で、待機するにつれてアビトゥーアの点数が上積みされる仕組みになっている。長く待機していること自体が医学部入学へのモチベーションが高いと評価され、さらに看護学実習は医療の早期体験にもつながるとされている。

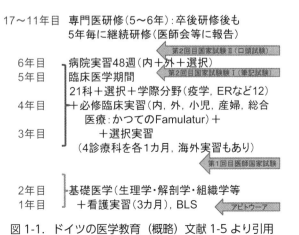

図 1-1. ドイツの医学教育（概略）文献 1-5 より引用

4) 医学部教育カリキュラム

　ドイツの医学部は日本と同じく6年制であるが、14〜15週ずつのセメスター制になっている。前期、後期の2セメスター制を採用している医学部がほとんどであるが、ハンブルク大学やハノーバー大学は3セメスター制を採用している。カリキュラム構造は、基礎医学2年間、臨床医学3年間、臨床実習1年間となっている（図1-1）。多くの医学部がこの構造に基づいた教育を実施している（表1-1）。

　かつては専門前教育として"教養教育"が2年間行われていた。医師に必要とされる"教養"をしっかり教育するのが目的で、この制度は日本でも長らく踏襲されてきた。しかしながら、たとえば、物理学は機械工学や宇宙工学、化学は無機化学、生物学はリンネの植物学、哲学は古典的なドイツ哲学など、医学を履修する上で必ずしも必要とされないであろう内容が蕩々と講義され、折角医師になるために入学してきた学生の学修意欲を削いでいた。そこで、物理学は医学部の生理学担当教員が、化学は生化学教員が教えるなど、医学と関連づけた教育が行われるように変更され、さらに教育期間も6カ月程度に短縮される医学部が多くなった。その一方で、倫理学や統計学など、医師に必要な教育は、むしろ高学年でセミナー等によって履修したり、他学部で学ぶ機会を設けるようになっている。

　臨床医学では内科学、外科学、産婦人科学、小児科学、総合医学、皮膚科学など21診療科と選択科での教育と、学際領域教育が行われる。かつては各診療科が別々に教育していたが、学際領域教育が重視されるようになり、たとえば眼科や耳鼻咽喉科を統合した頭頸部モジュールなど、12のモジュール

表 1-1. 一般的な従来型ドイツ医学教育カリキュラム（文献1-5より引用）

学年	内　　容
1, 2	物理学、化学、生物学、解剖学、生理学、生化学、心理学
3	衛生学、微生物学、病理学、薬理学、臨床検査医学、放射線医学、疫学、予防医学、法医学、統計学、内科学
4	内科学、外科学、救急医学、眼科学、耳鼻科学、泌尿器科学、整形外科学、小児科学、皮膚科学、感染症学
5	神経学、精神医学、麻酔科学、産婦人科学、感染症学　内科、外科、小児科、産婦人科、総合医学のローテーション
6	実習：内科、外科、選択科を各4ヶ月（大学病院、教育病院、海外の病院など）

制で教育されるようになっている。

　臨床医学教育は、従来、講義とセミナーが主体であった。しかし、これだと実践的な臨床医学を十分には修得できないとの反省がなされ、現在では、内科、一般外科、小児科、産婦人科、総合診療科のクリニカル・クラークシップが必須化され、臨床実習が重視されている。これら必須クラークシップに加え、1カ月ずつで救急科を含む4選択科でのクラークシップが義務化されている。これはFamulaturと呼ばれ、徒弟を意味するラテン語のfamulusに由来する。この4カ月のうちの少なくとも1カ月は海外、とくに英語圏の外国で実習を受ける学生が多い。この機会を利用して日本の大学に来る学生もいる。

　最終学年は約4カ月毎の3つに分かれ、ローテーションでクリニカル・クラークシップを受ける。内科、外科は必須で、残り一診療科は選択制である。従来は病棟実習が中心であったが、初期診療にも参加するようになっている。

5) シャリテ大学医学部での医学教育改革

　シャリテ大学は旧西ドイツのベルリン自由大学と旧東ドイツのフンボルト大学が統合して設立された大学で、ドイツ国内ランキング第1位の大学である。Charitèという名称は、かつてヨーロッパにペストが大流行した際に慈善病院として設立されたことに由来する。実際にはペストはベルリンでは流行せず、建物だけが残ってシンボル的存在となっている（写真1-1）。

　ドイツでは、新たな医学教育を開発すべく、37校中6校が試験的なカリキュラム開発に挑戦した。シャリテ大学はその先頭を走っている。

　シャリテ大学の試験的カリキュラムは、1999年に開始された。まず入学者を従来型カリキュラムコース（定員540名／年）と新カリキュラムコース（63名／年）に振り分けた。

　従来型カリキュラムは、基礎医学をしっかり教育し、理論を固めた上で臨床医学教育を行う伝統的なもので、講義とセミナーによる教育が主体になっている。

　一方、新カリキュラムでは、基礎医学と臨床医学教育を統合し、臨床能力の確実な修得に重点をおくもので、学生を1グループ7名の9グループに分け

表1-2. シャリテ大学の新カリキュラム（Phase 1）（文献 1-5 より引用）

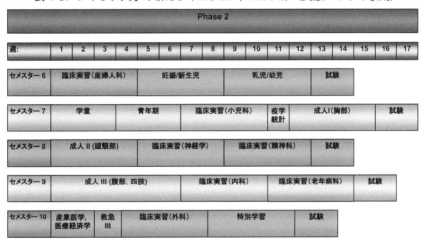

Phase 1は器官ごとのブロック。

表1-3. シャリテ大学の新カリキュラム（Phase 2）（文献 1-5 より引用）

Phase 2は成長（出産，新生児，小児，青年期，成人）のブロック。
Phase 3（6年次）は実習年。内科4カ月，外科4カ月，選択科4カ月。

て、入学時点から problem-based learning: PBL を主な教育方法としている（表1-2, 3）。

シャリテ大学医学部の新カリキュラムは、下記の点に重点を置いている。

① 症例に基づいた教育：理論と臨床能力の統合、分野の統合
② 臨床技能の重視：スキルスラボの活用、標準模擬患者（Standardized patients: SPs）を用いたコミュニケーションスキル教育の充実
③ 患者との早期接触
④ 地域に密着した教育：General Physician（GP）の下で内科・小児科の実習
⑤ 評価：各学期終了時に、多選択肢問題（Multiple choice question：MCQ）で知識を、客観的臨床能力試験（Objective structured clinical examination：OSCE）で技能・態度を評価

こうした改革の柱は、わが国の各医学部で進められている医学教育改革にも通じる。

入学者は抽選で2群に分けられ、新旧両カリキュラムでの教育効果が比較研究された。その結果、新カリキュラムの優れた点が評価され、2010年からは旧来のカリキュラムは学年進行で廃止され、全面的に新カリキュラムに移行している。

なお、シャリテ大学では新カリキュラムになっても学生定員数は約600名と変わらず、前期、後期にそれぞれ約300名の学生が教育を受けている。PBLによる小人数教育が主体となることから、当然ながら多くの教員数が必要になる。このため、シャリテ大学では約2,500名の教員が教育に参加している。

6) 医師国家試験

医師資格を得るための国家試験は、医学部2年終了時の第1回目国家試験と、6年卒業時の第2回目国家試験がある（**図1-1**）。試験は多選択肢問題と、非構造化口頭試問とから構成される。医師国家試験は5年毎に見直され、改善されている[1-4]。

①第1回目試験（かつてのPhysikum）

合格することが臨床医学課程に進むのに必須で、合格率は約80％である。受験は2回まで可能であるが、約5％の学生は2回受験しても合格できず、脱落して他分野に進まざるをえない現状である。

②第2回目試験

臨床実習後の評価が主となっている。出題範囲は臨床医学の全領域で、筆記試験と口頭試験／実地試験がある。かつては6年終了時点で両者が実施されていたが、2012年からは筆記試験は5年終了時に、口頭試問は6年終了時に行うよう、分割された。その理由は、6年終了時に国家試験があると、学生が6年次の臨床実習に身が入らないとの懸念を回避することにある。

筆記試験は、600題が2日間かけて出題される。稀少症例問題は廃止し、学際領域の重視と、実際の臨床に即した問題が中心に出題される。そして、学生が試験に合格するがために臨床実習を疎かにしないよう、臨床問題を重視するように配慮されている。かつての不合格率は2％程度であったが、昨今は約9％となり、monster examination（Hammerexamen）と皮肉を込めて呼ばれたりする。

口頭試問は2日間にかけて行われる。1日目には実際の症例に対して医療面接、身体診察が行われる。症例は医師国家試験レベルに相応しい症例が選ばれ、患者の協力が得られている。2日目に、試験官がその症例と疾患に関する口頭試問を行う。シナリオに基づいて標準模擬患者を使うOSCEではなく、実際の症例を用いて臨床現場を想定した試験であることに特色があり、有意義と考えられる。

7) シミュレーション教育

臨床能力の涵養が医学部教育できわめて重要であることは、世界共通の認識である。臨床能力を獲得するための教育の一つに、シミュレーション教育がある。

シミュレーション教育では、実際の患者で手技を行う前に、シミュレーターを使ってトレーニングができる。安全であり、時間を選ばずにいつでも安心してトレーニングに打ち込める。さらに再現性もあり、繰り返して臨床技能を修得することも可能である。臨床技能だけでなく、人体の構造を学修したり、呼吸機能や循環機能もシミュレーターを使って学ぶことができる。このため、海外の医学部では、極めて活発にシミュレーション教育が行われている。医学生のみならず、麻酔科医など、臨床医の再教育にも有用である。

ドイツでも高機能のシミュレーターを利用して、臨床技能のトレーニングと、臨床技能の修得度を評価する仕組みが導入されている。たとえば、医学生がシミュレーターに対して行う救命救急処置を指導者がマジックミラー越しに評価し、指導に役立てている（**写真1-8**）。分娩介助などの医療手技も組み

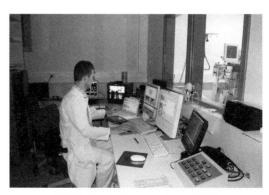

写真1-8. シミュレーション教育

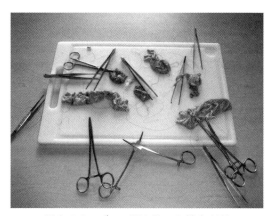

写真 1-9.　ブタの腸を使った縫合実習

入れられている。

　ドイツでのユニークなシミュレーション教育として、ソーセージの国ならではのブタの腸を使った外科縫合のトレーニングがある。学生が腸を縫合し、その後に水を注いで、漏れなければ合格、漏れるようなら実習のやり直しとなる（**写真 1-9**）。ホルマリンで腸を固定すると硬くなってしまうので、アルコールを使っているとのことだった。

　さて、シミュレーション教育を活発に実施する上で問題になるのが、シミュレーション実習室（スキルスラボ）の管理、予算措置であろう。日本でシミュレーション教育の拡充を妨げる要因の一つに、管理する常勤教職員の不足がしばしば指摘される。ドイツでは、教職員の勤務時間帯は教員や職員が管理を担当しているが、教職員の勤務時間外は学生がアルバイトとして対応している。学生にとってもシミュレーターを自由に使うことができ、効率と実益が重視されている。この点は日本でも見習えるのではないかと思う。

■参考文献

1-1) Jean-Francois Chenot: Undergraduate medical education in Germany. GMS German Medical Science 7:1-11、2009.
1-2) https://data.oecd.org/healthres/doctors.htm
1-3) 東田修二、鈴木利哉、奈良信雄：ドイツにおける医学教育の改革。医学教育 2014; 40: 317-21.
1-4) 奈良信雄、鈴木利哉：ドイツにおける医学教育と医師国家試験。医学教育 2014; 45: 193-200.
1-5) 奈良信雄：世界の医学部を巡って（1）ドイツ、モダンメディア 2020; 66: 239-48.
1-6) 木戸裕：ドイツの大学入学法制－ギムナジウム上級段階の履修形態とアビトゥーア試験。外国の立法 2008; 238: 21-72.
1-7) Test für Medizinische Studiengänge（TMS）https://cip.dmed.uni-heidelberg.de/tms-info.

2 ▶ イギリス

イギリスの面積はグレート・ブリテンおよび北アイルランド連合王国を含め約24万2,741平方キロメートルで、日本の約64%に当たる。人口は2,022年現在、約6,850万人である。人口10万人当たりの医師数は約318人で、毎年およそ13,120人が医学部を卒業して医師になっている[2-1]。病床数は人口1,000人当たり約2.3床である。

1) イギリスの医師養成

イギリスには医師国家試験がなく、医師養成の質保証と医師免許登録、生涯教育などを総合医学評議会（General Medical Council: GMC）が担当している。

もっとも、医師の質を保証するには医師国家試験が必要ではないかとの議論が高まり、2024～2025年卒業生からは医師国家試験としてのUKMLA（UK Medical Licensing Assessment）が実施されることになった[2-2]。

UKMLA は、知識を測定する AKT（Applied Knowledge Test）と、臨床技能・態度を評価する CPSA（Clinical and Professional Skills Assessment）からなっている。イギリスでも、単なる医学知識だけでなく、技能・態度の評価が重要であるとの認識に基づく。

医師養成のガイドラインになるのが、1993年に公表された "Tomorrow's Doctors"（改訂を重ね、2015年からは "Outcomes for Graduates" に改変されている）だ。これには、現在の医学教育の潮流ともいえるアウトカム基盤型教育（コンピテンシー基盤型教育、日本医学教育評価機構では学修成果基盤型教育と表現している）を主軸として、卒業時までに学生が発揮できるコンピテンスを明示し、それをいかに達成するべきかの観点から医学部教育が実施されている[2-3]。GMC の玄関入り口には将来を見据える「明日の医師」像が立っており、シンボルになっている（**写真 2-1**）。

医学部の教育は各医学部に委ねられているが、イギリスの医療は「患者安全」が最優先されている。このため、国民の期待に適う医師を養成するための

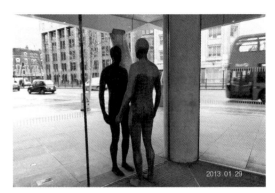

写真 2-1．GMC 玄関に立つ "明日の医師"

教育が適切に行われていることを担保することが要求される。そこで、各医学部は自己点検評価を行って内部質保証を行い、その上で GMC の評価員 8～10 名からなる評価チームが医学部を訪れて実地調査を行って医学部教育の質保証が行われている。

外部評価では受審医学部の医学教育プログラムで改善すべき点と、特色ある優れた点が指摘され、指摘に基づいて受審医学部が改良を行うことによって医学部教育の質向上が図られる。評価は基本的には5年サイクルで行われ、その間の改善状況は年次報告として公開され、継続的に医学教育が改良される仕組みになっている。

イギリスの医療は、国営の National Health Service（NHS）を特徴とする。医療に関わる費用は税金でまかなわれ、患者負担はない。住民はあらかじめ地域にある診療所に登録され、医療が必要な場合には登録した診療所の医師の診療を受ける。そして入院なり高度の専門医療が必要な場合には、紹介されて病院にかかるシステムになっている。日本のように患者自身が医師なり病院を選択することはできず、自由度は保障されていない。

NHS の利点としては、患者の医療費負担がないこと、病院や診療所は国によって計画的に整備されるため医療過疎がないこと、さらに診療所と病院の役割分担が明確になっているため、特定の医療施設に患者が集中することがない、などがあげられる。反面、国営ならではの欠点として、医療の質・量の低下、医療設備の老朽化、医療従事者の不足、患者

の入院待機期間の長期化などが指摘されている。

　こうした課題に対応すべく、医学部定員の増加、卒後研修の短縮、外国人医師の受け入れなどが積極的に進められ、医師不足は改善されてきている。

2）医学部訪問

　イギリスには、医学部が32校ある（2011年現在）。このうち、イングランドのセントジョージ大学（写真2-2）、ロンドン大学キングスカレッジ（写真2-3）、オクスフォード大学（写真2-4）、スコットランドのグラスゴー大学（写真2-5）、エジンバラ大学、ダンディー大学、アバディーン大学を訪問した[2-4]。

　いずれも歴史ある医学部で、たとえばセントジョージ大学では種痘を開発したジェンナー（写真2-6）、キングスカレッジにはホジキン病を報告したホジキン、エジンバラ大学ではダーウィンやフェノールでの消毒法を開発したリスターなど、歴史に名を残した医師や科学者が活躍した。セントトーマス

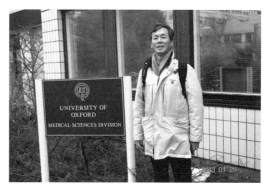

写真2-4. オクスフォード大学医学部

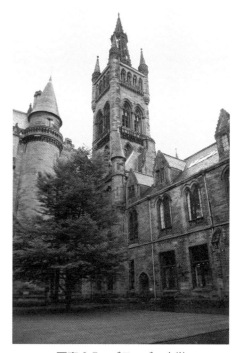

写真2-5. グラスゴー大学

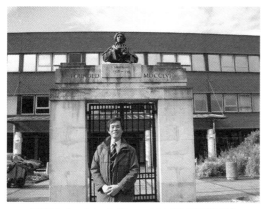

写真2-2. セントジョージ大学医学部正門

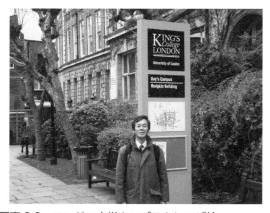

写真2-3. ロンドン大学キングスカレッジ校
（ホジキン病を報告した Hodgkin に因む建物前）

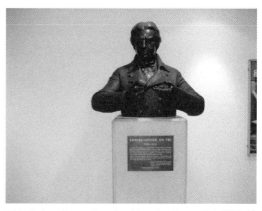

写真2-6. ジェンナー像（セントジョージ大学構内）

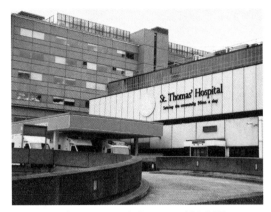

写真 2-7. セントトーマス病院玄関

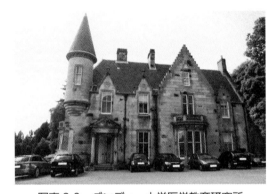

写真 2-8. ダンディー大学医学教育研究所

病院は、キングスカレッジの教育病院として名高い（写真 2-7）。ダンディー大学には医学教育研究所（写真 2-8）が設置され、世界の医学教育をリードする研究が行われている。

3）医学部入学制度

イギリスは日本と同じく、基本的には高校卒業生を医学部で教育する。ただし、日本と違って5年制の教育を行う医学部が一般的である。このほか、学士入学者向けの4年制や、生命科学系の基礎教育をしっかり行う6年制もある。いずれも GMC の示す Outcomes for Graduates に則って教育が行われる。

学士入学制度は Graduate Entry Program: GEP ともよばれ、アメリカのように他学部を卒業した学士を入学させる制度だ[2-5]。医師には幅広い素養を備え、成熟した人格が求められることから、学士入学制度は医学部には適した制度ともいえる。しかし、入学者の高齢化に伴って医師として活躍できる年限が短縮される、医学部入学以前の他学部の教育が形骸化して予備校化する、入学志願者の学修意欲を低める、などの欠点も指摘される。

キングスカレッジでは高卒者向けの5年制コースに約640名が入学している。約24名は4年制の学士入学で、他にも6年制コースやオクスフォード大学、ケンブリッジ大学卒業者の受け入れなど、多彩なコースを設けている。その狙いは多様な医師を養成することにある。

学士入学者の平均年齢は24〜25歳（最高齢40歳）である。社会人経験を経てから入学するものが多く、男性が約55％、女性が約45％で、男女比は高卒者とほぼ同じである。学士入学者は1年次に通常カリキュラムの2年分を凝集した教育を受け、2〜4年次に通常の3〜5年次と同じ教育を受ける。学士入学者は総じて学業成績に優れ、クラスの中でリーダーシップを発揮して高卒の同級生に良い影響を与えているとのことである。

4）医学部教育

イギリスでも、医学部教育は講義だけでなく、PBL チュートリアル、シミュレーションを活用した臨床技能教育、地域臨床体験、臨床実習などが積極的に導入されている。

カリキュラムの一例として、ダンディー大学のシステムを紹介する（表 2-1）[2-6]。ダンディー大学ではコミュニケーション能力を含めた臨床技能教育に重点が置かれ、基礎医学と臨床医学の統合型教育カリキュラムが特徴になっている。Phase1 からシミュレーション教育を取り入れ、WebCT、ポートフォリオ、OSCE、課題レポート等で学修成果の到達度を評価しつつ、学生の学修を促進している。

イギリスの医学教育では、どの医学部でも学生の知識・技能・態度を評価する方法として客観的臨床能力試験（OSCE）が採用されている。OSCE では、標準模擬患者 SPs がシナリオにそって患者役を演じ、学生による医療面接、身体診察、医療技能が評価される。学年毎に行われ、少なくとも12ステーション以上で実施されている。統合失調症の患者役に対する医学生の医療面接を視察したが、SP が迫真の演技を演じ、ほとんど真の患者のような振る舞いであった。また、甲状腺腫の診察では、甲状腺の動きをみるべく、女性 SP が学生から水を飲むよう代わる代わる指示され、辟易していた。

表 2-1. 医学部教育カリキュラム（Dundee 大学、2009 年）

Phase 1	Phase 2		Phase 3	
第1学年	第2学年	第3学年	第4学年	第5学年
セメスター1： アウトカム入門 解剖と組織学 臨床医学入門	（臓器別） 内分泌学 消化器	（臓器別） 神経 眼科 耳鼻科 小児 老人	（4週ブロック） 内科　　泌尿器, 耳鼻科, 眼科 神経内科 皮膚科 老年科 　　　　　　一般外科 プライマリケア 　　　　　　精神科 小児科　　産婦人科	（4週ブロック） 選択科目臨床科　選択科目テーマ別 選択科目臨床科　選択科目テーマ別 選択科目プライマリケア　登録前見習い内科 登録前見習い外科 アセスメント 登録準備
セメスター2： 血液学 皮膚科学 臓器別： 心血管	（臓器別） 筋骨格 腎 生理統合	（臓器別） 生殖 移行期1 移行期2		
アセスメント	アセスメント	アセスメント	アセスメント	アセスメント

　グラスゴー大学では2週間で50ステーションのOSCEが実施され、合格することが卒業要件になっている。OSCEのステーション数が増えれば、それだけSPsも評価者も必要になる。評価者は医学部教員というよりも、教育病院の若手医師が中心になっている。1ステーションの評価者は一人であるが、SPも患者の視点から評価しており、かつステーション数を増やすことで評価者間の評価の差異は縮められている。

5) 卒後教育

　イギリスの医療供給体制はNHSであり、医学部の卒業生は、GMCに仮登録して2年間の臨床研修を受ける。その後の進路は、NHSのシステムに則り、家庭医（General Practitioner: GP）になるコースと、専門医になるコースがある。前者は3年間のプログラムを、後者は57のコースで5〜7年間のプログラムを受け、終了後に認定証が発行され、医師として正式に登録される。

　GPになるか専門医になるかは各自の選択による

が、2001年のGMCの医師登録者数は約24万人で、GPが男性32,281人、女性27,492人、専門医は男性107,062人、女性が72,474人登録されている。このデータによれば、登録医師のうち、GPが約25％、専門医が約75％となっている[2-7]。イギリスにおいても医師の専門医指向が強いと考えられる。

■参考文献

2-1) OEC データ https://data.oecd.org/health.htm
2-2) https://geekymedics.com/ukmla/
2-3) Outcomes for graduates: https://www.gmc-uk.org/-/media/documents/outcomes-for-graduates-jul-15-1216_pdf-61408029.pdf
2-4) 奈良信雄：世界の医学部を巡って（2）イギリス、モダンメディア 2020; 66: 269-78.
2-5) 錦織宏，福島統，仁田善雄，神津忠彦，鈴木利哉，奈良信雄：英国における医学部学士入学制度の動向。医学教育 2008; 39: 370-2.
2-6) 鈴木利哉、奈良信雄：血液学を中心にした基礎医学・臨床医学統合型カリキュラムの利点。医学教育 2009; 40: 351-3.
2-7) Modernising Medical Careers: https://publications.parliament.uk/pa/cm200708/cmselect/cmhealth/25/25i.pdf

3 フランス

フランスの国土面積は約 55 万平方キロメートルと日本よりも広いが、人口は約 6,790 万人（2022 年）である[3-1]。アメリカ、イギリス、ドイツと異なり、政治、経済、文化など、さまざまな面で独自のスタイルが貫かれている。

フランスでは保健省を訪問し、医療制度、試験制度、医学教育のあり方などについて聞き取り調査を行った（**写真 3-1, 2**）。医学部は日程の都合で視察する機会がなかったため、パリ第 4 大学と第 6 大学が統合したソルボンヌ大学だけに立ち寄った。ルイ・パスツールやビクトル・ヒューゴなどの像が威風堂々と鎮座しており、歴史の厚みを体感した（**写真 3-3, 4**）[3-2]。

1）フランスの医療

フランスは 27 州の région から構成され、うち 5 州は海外にある。医学部は国内に 37 校あるほか、ギアナ、レユニオン島、ニューカレドニア、ポリネシアにも存在する[3-3]。人口はおよそ 6,410 万人で、2017 年 OECD の統計によると平均寿命は 82.6 歳と長寿国である[3-4]。現役の医師数は 211,162 人（329 人／人口 10 万人）である。日本の人口 10 万人当たりの医師数は 258.8 人で、データだけから見ると、フランスの医療は充実しているように思える。しかし、医師の急速な高齢化が進んでおり、地域に十分な医師を配置することが喫緊の課題とされている。病院数は 3,046 で、健康保険は公的医療保険と任意の民間医療保険がある[3-5]。

2）医学部入学制度

フランスでは、医師養成を目指すコースに毎年約 5 万人が入学する。しかし、そのうちで医学部専門課程に進級できるのはわずか 7,500 人足らずで、入学者の 15％ほどしか医学部専門課程に進めない仕組みになっている。医学部に進級できない学生は他の進路に進まざるを得ず、必然的に入学生の学修意

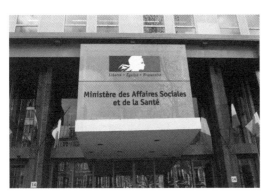
写真 3-1. フランス保健省玄関

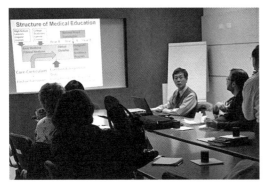
写真 3-2. フランス保健省での意見交換

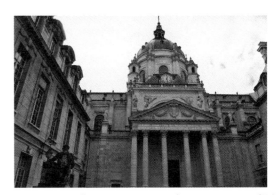
写真 3-3. ソルボンヌ大学（左下はビクトル・ヒューゴ像）

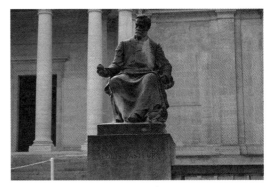
写真 3-4. ルイ・パスツール像

欲は旺盛で、真剣そのもので学修に取り組んでいる。

各医学部での入学試験は行われておらず、中等教育修了・大学入学資格認定試験であるバカロレアに合格した者（20点満点の10点以上）が3校以内の医学部に志願し、成績に応じて入学が許可される。医学部に入学するためには優秀であることが前提になっており、バカロレアの点数が秀（16点〜18点／20点）を獲得しておくことが有利になっている［優（14〜16／20点）、良（12〜14点／20点）］。

3) 卒前・卒後教育制度

フランスの医学教育は第1課程（学士課程；第1〜3学年）、第2課程（修士課程；第4〜6学年）、第3課程（博士課程；専門科により第7〜12学年）から構成されている（表3-1）[3-6]。医師養成教育は保健省と教育省が協同して所管し、EU共通のボローニアプロセスに則ってL・M・D（学士・修士・博士）に沿って教育されている。カリキュラムはすべての医学部に共通で、1年を半期ずつに分けた2セメスター制を敷いている。

①第1課程（第1〜第3学年）

第1学年は保健衛生学領域に関わる教育課程で、医学、歯学、薬学、助産学の4分野が共通して基礎科学、社会人文科学を学ぶ。2012年現在、53,200人の学生が在籍している。

第1セメスターでは、基礎科学、器官・組織の機能が教育され、終了後の試験で、概ね15％は他の課程へ行くように進路指導される。第2セメスターでは、器官・組織の機能・形態、薬理学、人文・社会科学を学ぶ。そして第1学年修了後に進級選抜試験があり、成績によって医学部2年次にはわずか8,000名（2012年度定員）しか進級できず、進級率は15〜20％程度である。医学部に進めない学生は、薬学部に3,099人、助産学部に1,016人、歯学部に1,200人が進み（2012年）、それ以外の学生は法学部など他学部へ転部せざるを得ない。

第2学年次からは、基礎医学として生理学・解剖学・組織学等が教育され、4週間フルタイムの看護実習履修が義務づけられている。

第3学年では、症候学・医療画像・薬理学・細菌学等が教育され、外国語、情報処理、法学等の教育もある。

第1課程の最終試験に合格すると、医科学一般教育修了免状（学士レベル）が与えられ、第2課程に進むことができる。

②第2課程（第4学年〜第6学年）

第2課程では、病院学生（エクスターンシップ研修）として、大学病院、地域大学病院センターなど、大学に付属する病院施設で研修が行われる。4〜6年次にかけて、病院研修のほか、大学での臨床講義にも参加する。小児科、産婦人科、内科・老人科、一般医学はそれぞれ2〜4カ月の必修で、救急・蘇生・集中治療は1カ月フルタイムでの必修になっている。精神科と研究室研修も推奨されている。

病院学生には36回の当直があり、4学年生に1,500、5学年生に3,000、6学年生に3,350ユーロの年間病院手当が支給される。病院実習で学生はさまざまな症候を学び、治療や処方箋発行はできないも

表3-1. フランスの医学教育システム

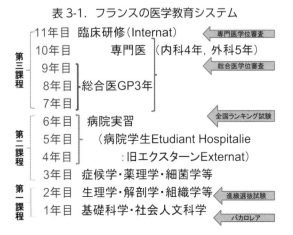

のの、基本的な医療手技の実施は可能になっている。

第2課程の修了時に医学教育第2課程修了免状（修士レベル）が授与される。

③全国順位付け試験 ECN（Épreuves Classantes Nationales）

6年次を修了して第3課程に進級した者7,492人（2013 ～ 2014年度）に対して、5月に全国統一試験ECNが行われる。ECNは9つの臨床系問題（MCQ形式）と、一つの批判的論文読解から構成され、全国判定機関によって同一の基準で採点される。

ECNは、人口の高齢化、医師の高齢化、地域医療格差等を是正する目的で導入された。第2課程修了者の研修場所は州保健庁が決定し、地域および専門分野ごとの研修医数は省令で定められている。学生はECNの成績順に配属大学と専門科を選択できる仕組みになっており、医師（医学生）の地域偏在、診療科偏在の調整に役だっている。

つまり、優秀な成績を修めた学生は自身の志望通りの進路を歩めるが、成績が振るわない学生は自身の希望しない地域や診療科に進まざるを得ない。このため、進級から卒後の進路先までもが競争の原理に立っており、学生の勉学意欲がいやが応にでもかき立てられている。

④第3課程（第7学年～第12学年）

第7年次からはECN成績順に応じて配属された病院で、総合医コースは3年、専門医コースは4 ～ 6年の研修を受ける。専門医コースには**表3-2**に示すような診療科がある。

3年間の病院研修を修了し、研究報告と医学学位論文を提出すると総合医教育修了免状（DES Médicine Générale）を修得できる。4年間の病院研修を修了し、研究報告と医学学位論文を提出すると専門教育修了免状 DES（Diplôme d'Études Spécialisées）を取得でき、さらにインターン研修

表 3-2. 専門医コース

◆ 麻酔救急蘇生科	◆ 内科系専門医:
◆ 医学生物学	- 解剖, 組織, 病理学
◆ 婦人科	- 循環器科
◆ 産婦人科	- 皮膚性病科
◆ 総合医学	- 消化器科, 肝臓病科
◆ 産業医学	- 遺伝診療科
◆ 小児科	- 血液内科
◆ 精神神経科	- 内科
◆ 公衆衛生学	- 核医学
◆ 外科系専門医:	- 再生医学
- 一般外科	- 腎臓内科
- 脳神経外科	- 神経内科
- 眼科	- 腫瘍科
- 耳鼻咽喉科	- 呼吸器科
- 頭頸外科	- 放射線診断科
- 口腔外科	- リウマチ科

後に助手を1年間勤めると補足的専門教育修了免状 DESC（Diplôme d'Études Spécialisées Complémentaires）が授与される。

インターン研修最終評価で合格すると医師国家免許 Diplôme d'État de Docteur en médecine を取得することができ、医師会に登録して専門分野で医療に携わることが認められる。

以上のように、フランスの医師養成は卒前から卒後にかけて一貫した教育体制が敷かれており、シームレスな医学教育を目指すわが国にとって参考になると思われる。

■参考文献

3-1）外務省資料 https://www.mofa.go.jp/mofaj/area/france/data.html#section1

3-2）奈良信雄：世界の医学部を巡って（3）フランス、モダンメディア 2020; 66: 289-95.

3-3）Inter Syndicat National des Chefs de Clinique Assistans des Hôspitaux de Ville de Faculté（ISNCCA）URL: http://www.isncca.org/FaculteMedecine.php

3-4）OECD Data URL: https://data.oecd.org/france.htm

3-5）ブルーノ・パリエ（近藤純五郎・監修／林昌宏・訳）. 医療制度改革－先進国の実情とその課題. 文庫クセジュ. 白水社. 東京. 2010. p1-p150.

3-6）鈴木利哉、奈良信雄：卒前教育・卒後臨床研修のシームレスな連携と診療科・地域の医師偏在解消を目指すフランスの医学教育 2014; 45: 201-6.

4 アイルランド

アイルランドは面積が約7万300平方キロメートル、北海道の約8割ほどの島国である[4-1]。人口はおよそ492万人で、公用語はアイルランド語（ゲール語）と英語である。

1）医療制度

アイルランドの医師数は16,316名（2019年）、うち女性医師が7,372名である[4-2]。人口10万人当たりの医師数は約334名、病院数は86で、病床数は14,475である。2018年の医学校卒業者は7,372名である。アイルランドの医療には、公的医療と民間医療サービスがある[4-2]。

公的医療は、Health Service Executive（HSE）が運営する医療サービスで、public health serviceと呼ばれる。小児に対する予防接種、定期検診、妊娠期間中並び産後6週間の女性に対するケアが無料で提供される。

体調に不良を感じた場合、まずホームドクター（General Practitioner; GP）を受診し、専門治療が必要と判断されればGPから紹介される。入院医療には一定額の負担が必要になるが、それでも民間医療に比べると廉価である。もっとも、公的医療を受診する患者は多く、専門的医療を受けるまでに数カ月、ときには1年以上すら待たされたりする。

民間医療は、private health serviceと呼ばれ、診療費、検査代などが実費で請求され、民間医療保険で賄われる。公的医療に比べて高額にはなるが、比較的早く医師の診察を受けることができ、患者が自由に医療機関や専門医を選択できる長所がある。

2）教育制度

義務教育は、初等教育（First Level / Primary Education）から中等教育（Second Level / Secondary Education）の前期（Junior Cycle）にわたる6歳〜15/16歳までとなっている。その後、国内統一試験（Junior Certificate）を受け、中等教育の後期（Senior Cycle）が終了する17/18歳まで教育を受ける者が大多数である。中等教育が終了する時点で、公立・私立にかかわらず国内統一試験（Leaving Certificate）を受け、高等教育（Third Level / Tertiary Education）進学への資格が取得できる。この試験の成績は、大学進学先や就職先の決定に大きな影響を及ぼす。

アイルランドでは、初等、中等教育を無料で受けることができる[4-3]。ただし、教育費の高い私立への入学を希望する者も少なくない。

①就学前教育

4歳になると初等学校に付設されている幼児学級に入園できる。対象は、Junior Infantsが4〜5歳、Senior Infantsが5〜6歳である。

②義務教育

義務教育は6歳〜15歳の9年間であるが、ほとんどの小児は6歳前から幼児学級に入っている。学校予算の大部分は、国からの補助金で賄われる。

中等教育は、中等学校、職業学校、コミュニティ・スクール、総合中等学校で実施されている。中等学校は私立で、大多数は修道会、残りは学校法人等が経営している。職業学校は職業教育委員会によって運営されている。

③高等教育

中等教育を修了した学生の約46％が高等教育機関に進学する。高等教育には、総合大学、科学技術カレッジ、教員養成カレッジがあり、ほとんどが国費で賄われている。総合大学には、ダブリン大学（トリニティ・カレッジ）、アイルランド国立大学（NUI）、リムリック大学、ダブリン・シティ大学の4校がある。科学技術カレッジは国内最大の高等教育機関として、2万人を超える学生が在籍している。私立のカレッジもあり、主にビジネス関連コースがある。

3）医学部教育

アイルランドには医学校が6校あり、1校が私立で、他は国立である[4-4, 5]。

①医学部入学者選抜

医学部の入学者は、主に高校卒業者を対象として

きた。入学者選抜は高校卒業時に施行される統一試験（Irish Leaving Certificate）[4-6]の成績が主な合格基準となっている。たとえば、UCD医学部の高卒者入試では、統一試験としてアイルランド語、英語、外国語、数学、実験科学（化学など）の必須7〜8科目が課されている。合格基準は7〜8科目のうち、成績が良好な6科目の合計が600点満点中570点以上と高水準である。2009年からは適性試験としてHealth Professions Admission Test（HPAT）が導入され、統一試験480点以上の高卒者入学志願者に対して、HPATと統一試験の両者の結果から選択されるようになった[4-7]。すなわち、学業成績だけでなく、医師としての適性をも判断しようとする方針に転換されている[4-8]。

2006年からは学士入学制度も導入された[4-9]。高卒者に対しては5年制または6年制のコースであるが、学士入学者には4年制のコースがあり、6医学部中3校で実施されている（表4-1）。学士入学制度は、医師不足の解消に加え、多種多様な能力をもつ人材を養成する目的がある。学士入学者の大半は、理学部や工学部など理科系出身者であるが、一部は人間科学部や教育学部など文科系出身者である。

アイルランドの医学部での女子学生の比率は約62％である[4-10]が、ダブリン大学医学部の2008年現在の学士入学では女子学生が約23％と少ない。その他、身体障害者枠、北アイルランドの成績優秀者枠、EU枠なども設定されている。

アイルランドおよびEU出身者に対する学費は、2008年までは無料であったが、現在では国立のUCD医学部では8,371ユーロ、私立のRCSIでは10,157ユーロの学費が課されている[4-11, 12]。EU以外の海外出身学生の学費は、UCDでは46,350ユーロ、RCSIでは55,135ユーロである。

②ダブリン大学医学部（University College Dublin School of Medicine: UCD）

ダブリン大学は37のスクール（学科・専攻）からなる6つのカレッジ（学部・研究科）で構成される総合大学である。

医学部は1854年の創立で、市内中心部から5kmほど南にある閑静な地区にベルフィールドキャンパスがある。歴史は古いものの、医学部の建物は比較的新しく、学生達は自転車やバイクで通学している（写真4-1）。図書館を始め、随所にアイルランド語（ゲール語）と英語が併記され、アイルランド人としての誇りが感じられる（写真4-2）。コンウェイ研究所、アイルランド感染症研究センター、合成お

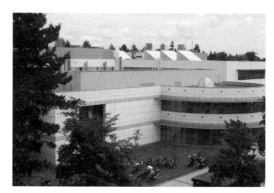

写真4-1．ダブリン大学医学部校舎

表4-1．アイルランド医学校（文献4-4）

医学校名	所在都市	創設年	種別	学年制
NUI Galway School of Medicine	Galway	1849	国立	5年制
Royal College of Surgeons in Ireland School of Medicine	Dublin	1880	私立	5または6年制, 4年制
Trinity College Dublin School of Medicine	Dublin	1711	国立	5年制
University College Cork School of Medicine	Cork	1841	国立	5年制
University College Dublin School of Medicine	Dublin	1854	国立	6年制, 4年制
University of Limerick School of Medicine	Limerick	2007	国立	4年制

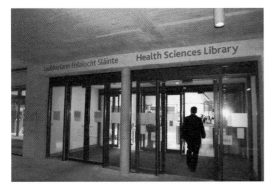

写真 4-2. ダブリン大学医学部図書館（アイルランド言語のゲール語と英語が併記されている）

および化学生物学センターなどに近接し、研究活動も盛んである。

医学部には 6 年制と 4 年制コースがある[4-11]。2019 年の 6 年制コース入学者は 159 人、卒業生は 123 人で、4 年制コースは 112 人が入学し、100 人が卒業している。両コースともに英語で教育され、アメリカなど海外からの学生も受け入れている。

教育カリキュラムは、6 年制コースでは、1、2 年次は主として準備教育と基礎医学教育が行われ、3、4 年次は臨床医学教育、そして 5、6 年次は臨床実習が行われる（表 4-2）。4 年制コースでは、1、2 年次に基礎医学教育と臨床医学教育が行われ、3、4 年次は 6 年制コースと同じく臨床実習が実施される（表 4-3）。

臨床実習は、St. Vincent's University Hospital、St. Columcille's Hospital、Royal Hospital Donnybrook Hospital などの大学関連病院や、一般クリニック等で行われる。

すぐれた臨床医を育てるため、早期体験実習、社会活動、チュートリアル教育などが積極的に活用されている（写真 4-3）。

③アイルランド王立外科大学（Royal College of Surgeons in Ireland School of Medicine: RCSI）

RCSI は 1784 年に外科医を養成する施設として設立された。1880 年には、外科医養成だけでなく、医学、薬学、理学療法の教育プログラムを提供する医療系大学になった。バーレーン、マレーシアとも提携し、国際的な医学教育を行っている[4-12]。教育プログラムの 75 ～ 99％が臨床医学教育で、臨床医を養成することに重点が置かれている。もっとも、研究活動にも注力されている。

キャンパスはダブリン中心部にある St. Stephen's Green 公園にあり、1784 年に王室の勅許を受けている。正面玄関はさも都市部にある医学部の体裁そのものだが（写真 4-4）、公園に面した側から見れば荘厳な建物が残っている（写真 4-5）。

医学部教育は 5 年制としてスタートしたが、2006 年からは学士入学制度である 4 年制コースを導入している。5 年制コースには、1 年間の Foundation

表 4-2. 6 年制カリキュラム（ダブリン大学医学部）

	第1セメスター				第2セメスター				第3セメスター	
	9月	10月	11月	12月	1月	2月	3月	4月	5月	6月
第1学年	物理化学，細胞生物学基礎，医学物理学，保健医療体制・情報，医動物学，患者・医師・保健医療				無機化学，有機化学，科学と社会，臨床遺伝学，医学物理学					
第2学年	組織学，発生学，筋骨格系，臨床医学・保健医療情報，分子生物学，細胞間情報伝達				血管系，循環系，腎排泄系，呼吸系，疫学，生物統計学，公衆衛生学					
第3学年	神経科学，運動系，消化器，肝臓，内分泌，病態生理学，薬理学				身体障害，感染症，遺伝学，周産期，小児科学，腫瘍学，免疫病理学，循環器疾患，腎疾患					
第4学年	血液疾患，免疫不全症，消化器疾患，肝・胆・膵疾患，呼吸器疾患，中枢神経疾患，内分泌疾患				治療学，診断学，EBM，臨床手技，耳鼻咽喉科学，眼科学					
第5学年	内科実習/外科実習			法医学	内科実習/外科実習		精神科実習/産婦人科実習		小児科実習/地域医療実習	
第6学年	2診療科選択実習（精神科，小児科，産婦人科，地域医療）			公衆衛生	内科選択実習	臨床実習総括（内科選択，サブインターンシップ，救命救急医療等）				

表 4-3. 4年制カリキュラム（ダブリン大学医学部）

	第1セメスター				第2セメスター				第3セメスター	
	9月	10月	11月	12月	1月	2月	3月	4月	5月	6月
第1学年	人体構造，患者中心医療，微生物学，遺伝性疾患，腫瘍学，細胞間伝達，生化学，免疫学，薬理学				解剖学，循環呼吸系治療，感染症治療，循環呼吸器疾患，疫学，生物統計学，公衆衛生学					
第2学年	消化器系，消化器系生理，消化器疾患，消化器系治療，内分泌系，内分泌疾患，腎臓生理，外傷，幹細胞，放射線学，画像診断学				身体障害，神経系，神経疾患，腫瘍学，免疫病理学，生殖系，精神系，小児，耳鼻咽喉科，眼科，プライマリケア，医療実践					
第3学年	内科実習/外科実習			法医学	内科実習/外科実習		精神科実習/産婦人科実習		小児科実習/地域医療実習	
第4学年	2診療科選択実習（精神科，小児科，産婦人科，地域医療）			公衆衛生	内科選択実習	臨床実習総括（内科選択，サブインターンシップ，救命救急医療等）				

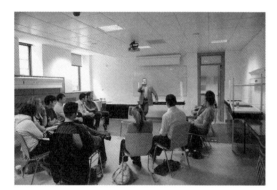

写真 4-3. ダブリン大学医学部でのチュートリアル教育

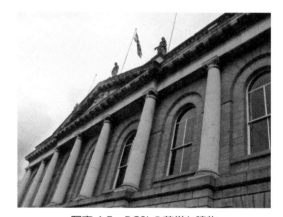

写真 4-5. RCSI の荘厳な建物

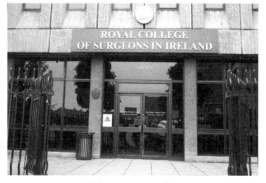

写真 4-4. RCSI 玄関

Course（進学課程）を設けた6年制コースもある。2014年には、5年制コースに271人が入学し、207人が卒業している。4年制コースには63人が入学し、59人が卒業している。いずれのコースも英語で教育されている。

高校卒業生を対象にした進学課程では、生理学、医化学、人生物学、診断学、治療学、薬理化学、解剖学、プロフェショナリズムなどが、講義、チュートリアル、実習などで教育される。多職種間連携教育（Inter-Professional Education: IPE）も医師養成に重要な教育と位置づけられ、理学療法学や、薬学の学生などと共に学んでいる。

専門課程の1年次には、臨床医学への入門として正常の構造と機能に関わる解剖学、生理学、薬理学など基礎医学、臨床技能、早期体験実習、IPEなどが教育され、多選択肢問題試験（MCQ）や記述試験による評価と客観的臨床能力試験（OSCE）で学修成果の到達が評価されている。

2年次には、微生物学、病理学、臨床医学が、講義、

実習、シミュレーション教育などで実施される。教育病院での実習も行われる。

　3年次には、教育病院で臨床実習が実施される。選択実習もあり、6週間の研究活動を行うこともある。そして、4、5年次には国内の関連教育病院の診療科で臨床実習が行われる。とくに5年次には、準インターン教育として、医療チームに参加して実践的なトレーニングを受ける。内科と外科には24週間配属されるのも特徴的であろう。臨床実習の評価は、ポートフォリオ、ログブック、症例提示、MCQや記述試験などで行われる。

　学士入学の4年制コースは、より臨床医学の教育に重点が置かれている。1年次は解剖学、生理学など基礎医学が講義、チュートリアル、実習などで教育され、2年次には、教育病院で病理学、微生物学、臨床医学入門、診断学、治療学などの実践的な教育が行われる。3年次には、関連教育病院で産婦人科、内科、外科、家庭医療、精神科、小児科などの臨床自習が診療チームに参加した形で行われる。4年次には準インターン教育として内科や外科を中心に実践的な臨床実習が行われる。

　なお、アイルランドでもっとも歴史があり、有名なのがトリニティ・カレッジだ。1952年にエリザベス1世によって設立され、医学部創設は1711年と古い。国宝「ケルズの書」が展示されている図書館を始め、荘厳な美しさの建物が並んでいる（**写真4-6**）。

■**参考文献**

4-1）外務省資料　https://www.mofa.go.jp/mofaj/ireland/data.html

4-2）外務省資料　https://www.mofa.go.jp/mofaj/toko/medi/europe/ireland.html

4-3）外務省資料：アイルランドの学校情報　https://www.mofa.go.jp/mofaj/toko/world_school/05europe/infoC50200.html

4-4）World Directory of Medical Schools. http://www.wdoms.org/

4-5）奈良信雄：世界の医学部を巡って（8）アイルランド、モダンメディア 2021; 67: 181-9

4-6）Leaving Certificate 2020. https://www.citizensinformation.ie/en/education/state_examinations/established_leaving_certificate.html

4-7）Health Professions Admission Test. https://hpat-ireland.acer.org/

4-8）Patrick Fottrell（Chairman）. Medical Education in Ireland. A New Direction. Report of the Working Group on Undergraduate Medical Education and Training. 2006.

4-9）鈴木利哉、錦織宏、奈良信雄：アイルランドにおける医学部学士入学制度。医学教育 2008; 39（6）: 373-5

4-10）Jane Buttimer（Chairperson）. Preparing Ireland's Doctors to Meet the Health Needs of the 21st Century. Report of the Postgraduate Medical Education and Training Group. 2006.

4-11）https://www.ucd.ie/medicine/

4-12）https://www.rcsi.com/dublin/

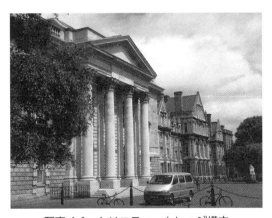

写真 4-6. トリニティ・カレッジ構内

5 オランダ

オランダは面積が約 41,864 平方キロメートル、九州とほぼ同じである。人口は約 1,747 万人（2021年）である[5-1]。

1）医療制度

人口 1,000 人当たりの医師数は約 3.6 人、病床数は約 3.32 である[5-2]。概してヨーロッパの病床数は少ないが、それはヨーロッパの医療は家庭医による外来診療に重点を置いていることに理由があると考えられる。オランダの医療制度では、医療保険が 7割負担、患者負担が 3 割になっている。国民の平均寿命は約 80.02 歳で、長寿国と言える。

2）医学部教育

オランダには 8 つの大学医学部があり、医学部教育は 6 年制で、主に高校卒業者を対象に教育している。

①入学者選抜

入学者の選抜では、高校での成績に基づいて入学者の約半数を政府が割り当て、残り半数を各大学が選抜する仕組みになっている。医学生の約 70% は女子学生で、およそ 20 年前から女子学生が増加してきている。1 学年の定員は 300 〜 400 名と多いが、旧来の大講義での授業から小人数チュートリアル教育へと転換しており、教員の負担が相当大きくなっている。

②医学教育カリキュラム

オランダの医学部では、医学的知識、技能、態度の学修目標を明確に設定したブループリントが作成されており、医師として知っておくべき事項や、医学部で行うことのできる手技等が細かく記載されている[5-3]。わが国の医学教育モデル・コア・カリキュラムに類似するとも言えるが、より詳細に到達目標が設定されている。

ブループリントは 1994 年に発行され、2001 年に改訂されている。しかし、現行のブループリントでは医療手技をあまりにも重視しすぎ、却って医学的

知識の教育がやや等閑にされる傾向が否めないとの反省がある。このため、各大学が協力して、より高度の医学知識教育をも盛り込んだ新しいブループリントの改訂作業が進められた。

③アムステルダム自由大学

アムステルダム自由大学は首都アムステルダムにあり、1880 年にプロテスタントに開放された "自由" 大学として出発した。1960 年以降は宗派にかかわらず、すべての市民が入学できるようになっている（**写真 5-1**）[5-4]。12 学部あり、総数で約 19,000 人の学生が学んでいる。医学部には高校卒業者（18 歳）が入学し、6 年間の教育を受ける。1 年の定員は約300 名で、一部に学士入学者（生物学、生理学などを履修した者）もいるが、学士編入学制度という特別枠はなく、高卒者と同時期に入学して高卒者と同じカリキュラムで教育を受けている。

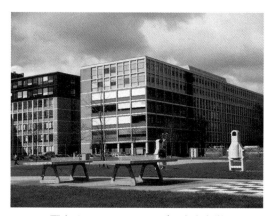

写真 5-1．アムステルダム自由大学

2005 年にカリキュラムが大幅に改訂され、最初の 3 年間を学士課程（Bachelor Course）、後半の 3年間を修士課程（Master Course）とするボローニャプロセスに準拠している[5-5]。1 年を 2 学期に分け、前期 20 週、後期 20 週からなっている。新カリキュラムではチュートリアル教育を導入し、32 グループに分かれて教育が行われている。

学士課程では主として講義形式で基礎医学を履修する。終了後には公式の試験とポートフォリオ評価がある（**図 5-1**）。修士課程は主として臨床医学教

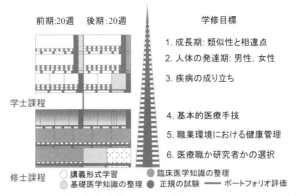

前期:20週　後期:20週　　　　学修目標

1. 成長期: 類似性と相違点
2. 人体の発達期: 男性, 女性
3. 疾病の成り立ち

学士課程

4. 基本的医療手技
5. 職業環境における健康管理
6. 医療職か研究者かの選択

修士課程　○ 講義形式学習　● 臨床医学知識の整理
　　　　　◎ 基礎医学知識の整理　● 正規の試験　── ポートフォリオ評価

図 5-1. アムステルダム自由大学における新カリキュラムによる教育の特徴

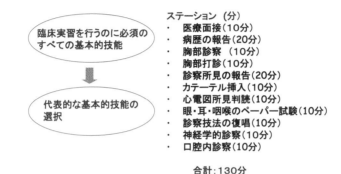

ステーション（分）
・ 医療面接(10分)
・ 病歴の報告(20分)
・ 胸部診察（10分)
・ 胸部打診(10分)
・ 診察所見の報告(20分)
・ カテーテル挿入(10分)
・ 心電図所見判読(10分)
・ 眼・耳・咽喉のペーパー試験(10分)
・ 診察技法の復唱(10分)
・ 神経学的診察(10分)
・ 口腔内診察(10分)

臨床実習を行うのに必須の
すべての基本的技能

↓

代表的な基本的技能の
選択

合計:130分

図 5-2. OSCE による医療技能の評価

育で、チュートリアル教育、臨床実習が中心になる。終了後は筆記試験とポートフォリオ評価で評価される。

　臨床医学教育に力点が置かれており、臨床実習の各コース終了時には CBT と OSCE で評価を受ける（図 5-2）。OSCE では実技だけでなく、学生が診察によって得られた所見を記載し、その記載内容も評価の対象になる。臨床実習の最後には 5 日間の試験があり、口頭試験官が評価する。医療面接の評価では、臨床医とともに臨床心理学の専門家が評価者となっており、心理面での配慮も評価の対象になっている。

　シミュレーション教育も活用されており、ユニークなものとして、X 線撮影のシミュレーション教育も行われている（写真 5-2）。

　なお、日本では医学部入学後に医師になる自覚を高める目的で早期体験実習を行う医学部が多い。ただし、その多くは医療・介護施設などの見学が中心で、真に学生のモチベーション向上につながるかどうか疑問視される向きもある。アムステルダム自由大学では、入学した初期から臨床講義があり、実際

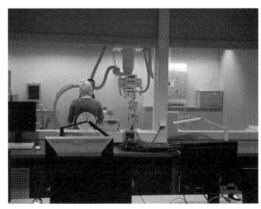

写真 5-2. シミュレーションセンター
（アムステルダム自由大学）

の患者が講義室に登場して、教授から医療面接や身体診察を受ける機会があり、患者の生の声を聞いたり、観察する機会が設けられている。学生に聞くと、医師になるモチベーションが高まるとのことである。患者が登場する臨床講義スタイルは個人情報保護の観点から日本ではほとんどなくなっているが、1 年生にとっては有意義な講義と思われる。

④ライデン大学

ライデン大学は1575年に創立されたオランダ最古の国立大学である（**写真5-3, 4**）。9学部があり、約16,000人が学んでいる。医学部は高校卒業者を受け入れ、6年間の教育を行っている。ライデン大学にも学士入学制度はなく、ときに保健衛生学科卒業者が入学するが、この場合でも一般入学生と全く同じカリキュラムで教育される。1学年の定員は約340名で、スウェーデン、ドイツなどから約10名の学生を受け入れている。

ライデン大学では学士課程、修士課程という区分はなく、医学部で4年間の教育を受けた後に、ライデン大学病院等の教育関連病院で2年間の臨床実習を受ける。入学後3年半は主に医学の基礎を学ぶが、この課程で1〜2名は不適格者と判定され、他学部に転学部している。

1〜2年次に基礎医学、3年次には臨床医学の教育、4年次以降は臨床医学と臨床実習が段階的に行われる（**表5-1**）。教育関連病院における臨床実習では、Semi-Doctorとして、静脈採血やカテーテル挿入などの医療手技も実施されている。この間、月に3〜4回は大学医学部に戻り、実習内容を報告することになっている。

1学年は340名と多く、チュートリアル教育では1グループ12名のため20グループ以上ある。チュートリアル教育では、30%がチュートリアルで、70%は自己学習となっている。これに対応するべくe-ラーニング教材が整えられて、学生に提供されている（**表5-2**）。チュートリアル教育には、教授、准教授、教員、非常勤教員の計7,000名ほどのスタッフが参加している。

学修成果の評価には、各学年で年に4回の試験があり、近隣の4大学が共通の試験を実施している。難易度を徐々に上げていく試験システムで、特別な試験勉強をしなくても、日頃の学修さえ行っていれば自然と学力が身につくように工夫されている。臨

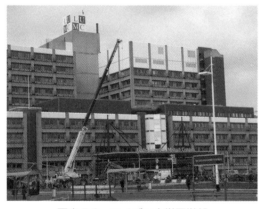

写真5-3. ライデン大学医学部

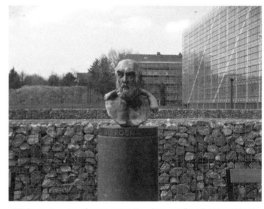

写真5-4. ヒポクラテス像（ライデン大学医学部）

表5-1. ライデン大学医学部カリキュラムの概要

- 第1学年：解剖学, 生理学, 生化学, 公衆衛生学など（3週間の介護施設実習あり）patient involvement
- 第2学年：免疫学, 病理学, 分子生物学, 病態生理学, 癌, 外傷, など。選択学習あり（医学史など3週間）。Clinical reasoning
- 第3学年：臨床医学（内科学, 外科学, 泌尿器科学, 産婦人科学, 神経運動器系など）。コモンディジーズ（インフルエンザなど）。shadowing
- 第4学年：Clinical Phase臨床医学, 小児科学, 老年病医学, 症候学（咳嗽, 下痢など）, 公衆衛生学
- 第5学年：General Internship（12週間ずつ）, 皮膚科, 眼科, 内科, 外科, 小児科, 産科, 整形外科, 総合診療科など。学生同士で医療面接, 身体診察を行う。
- 第6学年：Semi-Doctor学生が病院, 診療科を選択（16週間）。静脈採血, カテーテル挿入などは学生が施行できる。月に3〜4回大学に戻って実習内容を報告する。この間に医学研究を選んで研究してもよい。

表 5-2. e-ラーニングによる自己学習検索項目

medischonderwijs.nl
medicaleducation.nl

Main Department		
[032] Anatomy	[003] Laboratory	[001] Surgery
[009] Anatomy -> Embryology	[007] Microbiology	[002] Surgery -> Gastroenterology
[002] Biochemistry	[001] Microbiology -> Virology	[003] Surgery -> Orthopedics
[005] Dermatology	[020] Neurology	[002] Surgery -> Traumatology
[005] Ear-Nose-Throat	[005] Ophtalmology	[001] Surgery -> Urology
[003] Family Medicine	[002] Pathology	Body part / organic tract
[008] General	[001] Pediatrics	[021] Cardiac
[006] Gynaecology	[015] Pharmacology	[001] Endocrine
[001] Gynaecology -> Obstetrics	[005] Physiology	[009] Gastrointestinal
[002] Histology	[001] Psychiatry	[010] Head & neck
[005] Internal Medicine	[009] Radiology	[013] Muscles & skeleton
[010] Internal Medicine -> Cardiology	[007] Social Medicine	[019] Nervous system
[001] Internal Medicine -> Gastroenterology	[001] Social Medicine -> Environmental	[007] Pulmonary
[001] Internal Medicine -> Hematology		[006] Skin
[006] Internal Medicine -> Infectiology		[010] Urogenital
[003] Internal Medicine -> Nephrology		[011] Vascular

床技能評価では、OSCE として医療面接の試験があるが、診察室で標準模擬患者を対象にして学生が医療面接を行うのを評価者が観察するようになっている（**写真 5-5**）。

なお、臨床医を養成するだけでなく、基礎医学や社会医学の研究者養成にも力点を注いでいる。医学研究を行う PhD コースがあり、約 5％の学生が進学して研究活動を行っている。

学生の教務委員会、カリキュラム委員会等への参画も積極的で、学生連盟（MFLS）を組織化して、医学教育の改革に積極的に参加している。成績判定等を除き、カリキュラム構築、教科書の選定、学生パブの運営などについて、学生の側から建設的な意見を述べ、実際に教育改善に反映されるようになっている。

ライデン大学は歴史が古いだけあって、医学部建物の 1 階に正常解剖標本や貴重な症例の標本を陳列した museum があり、学生の教育用に閲覧されている。また、アジアとの交流が深く、日本語学科では学生たちが日本語で会話をしている（**写真 5-6**）。

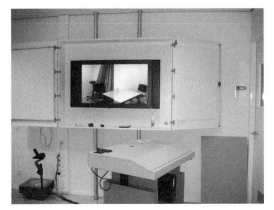

写真 5-5. OSCE 医療面接試験室

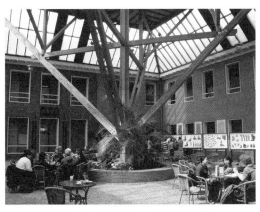

写真 5-6. ライデン大学日本語学科

シーボルト記念館には、シーボルトが江戸時代に日本から持ち出した家具や植物標本などが展示されている。

3) 卒後教育

　医師国家試験はなく、Medical Council の認証を受けた大学を卒業すれば、医師として登録できる仕組みになっている。2年間の臨床研修を受けた後、総合医（GP）に進む者は3年間の研修を受ける。内科、外科、精神科、婦人科の専門医に進む者は約6年間のトレーニングを受ける。少数ではあるが、修士課程修了後に4年間の PhD コースに進む者もいる。きわめて成績優秀な学生は、内科学＋ PhD コースを8年以上履修し，将来の教授として嘱望される人材になる。オランダでは女子学生の数が増え

るとともに女性医師数が増加しているが、外科医や産婦人科医の不足といった問題は起きていないとされる。

■参考文献

5-1）外務省資料 https://www.mofa.go.jp/mofaj/area/netherlands/data.html#section1

5-2）OECD 統計　https://data.oecd.org/healthres

5-3）奈良信雄：オランダの医学教育。医学教育 2009; 40: 305-7.

5-4）奈良信雄：世界の医学部を巡って（4）オランダ、ベルギー、モダンメディア 2020; 66: 343-50.

5-5）The Bologna Process and the European Higher Education Area.　https://ec.europa.eu/education/policies/higher-education/bologna-process-and-european-higher-education-area_en.

6 ▶ ベルギー

ベルギーは日本の面積のほぼ 12 分の 1 にあたる約 30,528 平方キロメートルで、人口は約 1,152 万人（2021 年）である [6-1]。

1）医療制度

人口 1,000 人当たりの医師数は約 3.08 で、病床数は約 5.64 である [6-2]。国民の平均寿命は 79.20 歳で、比較的長寿国である。

2）医学部教育

ベルギーには医学部は 7 校あり、うち 4 校は国立、3 校は私立である [6-3]。国立大学における学生への授業負担は少ない。

①入学者選抜

フランドル地方にある医学部に入学する場合は、フランドル地方の大学の共通試験で入学試験が行われる。学生は 4 大学のうち 1 大学を選択することができる。

②医学部教育

大学医学部は 7 年制で、医学部 7 年目は日本の臨床研修とほぼ同レベルで実習が行われる。総合医（general physician）を目指す者は 6 年次に決定される。

③ブリュッセル自由大学医学部

ブリュッセル自由大学は、1834 年にフランス語で教育されるブリュッセル自由大学（Université Libre de Bruxelles：ULB）に起源するが、1970 年にオランダ語で教育されるブリュッセル自由大学（Vrije Universiteit Brussel：VUB）が ULB から分離独立した。ブリュッセル自由大学には 8 学部があり、医学部は医学科（medicine と medical science）、薬学科、歯科からなる（写真 6-1）。もっとも、歯科は歯科医師が充足していることから、廃止された。

ブリュッセル自由大学の医学部教育は 7 年制で、1 ～ 3 年生は学士課程、4 ～ 7 年生は修士課程となっている（表 6-1）。学士課程では主として基礎医

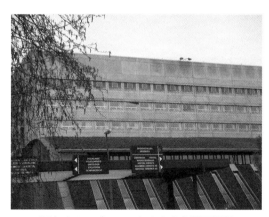

写真 6-1. ブリュッセル自由大学医学部

表 6-1. ブリュッセル自由大学の教育構造

基本構造: 3 + 4 years, 180 + 240 SP

学年	プログラム	主な内容
学士課程（BACHELOR）		
1年 2年 3年	医学士	
修士課程（MASTER）		
4年 5年 6年	医学修士	
7年	医学修士	•病院実習 •医学研究 •社会医学 •総合医実習

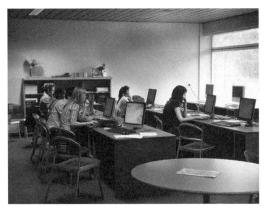

写真 6-2.　ブリュッセル自由大学における自己学習

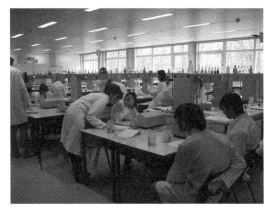

写真 6-3.　基礎医学実習（ブリュッセル自由大学医学部）

学を学び、修士課程では臨床医学教育と臨床実習になっている。学士課程での脱落者はいないが、2 ～ 4 名はポーランド、チェコ、ドイツなどの修士課程コースに行くことがある。

　チュートリアル教育は行われていないが、学生が学生を教える形式がある。自己学習を促進する観点から、学生が自習できるような IT 環境、教材 DVD、少人数用クラスルームは完備している（**写真 6-2**）。基礎医学実習室も完備されている（**写真 6-3**）。

　学生数は少ないものの、教員は約 200 名、うち常勤が 70 名である。教授は 40 ～ 50 名である。

　臨床実習（大学病院＋関連病院）では外来、病棟実習があり、1 グループの単位は 2 ～ 3 名である。臨床実習は、オランダのマーストリヒト大学、アムステルダム大学、グロニンゲン大学、ベルギーのゲント大学と交流して実施されている。

3）卒後教育

　7 年の医学部教育で修士号 master degree が得られる。ただし、この時点では医療を行うことができず、2 年間の研修を受けた後に board examination（ペーパー試験と OSCE）に合格する必要がある。

　卒業後は少なくとも 2 年間の臨床研修を受ける。専門医になるには、2 年間の卒後臨床研修後に、内科系だとさらに 4 ～ 5 年間の専門研修が必要とされる。

　また、卒業後に医学研究に進む者も、少数ながらいる。

■**参考文献**
6-1）外務省資料 https://www.mofa.go.jp/mofaj/area/belgium/data.html#section1
6-2）奈良信雄：世界の医学部を巡って（4）オランダ、ベルギー、モダンメディア 2020; 66: 343-50.
6-3）World Directory of Medical Schools
　　　https://search.wdoms.org/

7 ▶ スペイン

スペインは面積が50.6万平方キロメートルと日本の約1.3倍もあるが、人口はわずか約4,740万人（2021年）である[7-1]。

1）医療制度

人口1,000人当たりの医師数は3.880、病床数は2.970で、他のEU諸国とほぼ同じ程度である。スペイン人の平均寿命は2018年のデータでは80.60歳で長寿国である[7-2]。

医療保険には公的医療保険と民間医療保険があり、社会保障費を支払っている者は公的医療保険を利用できる。公的医療保険の加入者はホームドクターを登録することになっており、基本的には公立病院で医療を受ける。保険料さえ払っておけば医療費の自己負担はないが、利用者が多いために手術を長く待たされたりすることもある。このため、民間医療保険を使って私立病院で医療を受ける患者も少なくない。

なお、人口に対する医師数は日本より多いが、スペインでは医師不足が課題になっている。その理由として、卒業生が好条件を求めてイギリス、ポルトガルなど他のEU諸国に流出する傾向にあることがあげられる。このため、2008年には28校であった医学部が2020年には43校にまで増やされている[7-3]。

2）医学教育

医学部は国内の43大学にあり、州立が32校、私立が11校である。医学部教育は6年間で、高校卒業者を入学させて教育している。学士入学者も若干名いるが、25歳以降に医学教育を開始するのは年齢的に遅すぎるとされ、学士編入学制度は導入されていない。

スペイン人の大学進学率は約30％ほどである。高校での成績上位者では医学部、工学部（とくに電子工学）などに人気が高く、一般に医学部入学者は成績が優秀とされる。近年は女子学生の比率が約70％で、EU諸国に共通した現象になっている。

私がスペインを調査した2008年当時、国内全医学部の学生数は1学年が約4,600人で、全学年で約29,568人、約4,300名が卒業していた。教員数は、全国で教授が約3,000名、准教授が約4,000名で、学生数／教員数はほぼ4～5/1となっている。臨床実習用の病院数は61、臨床実習用初期診療施設数は約250で、臨床実習用病院のベッド数は約68,000床用意されている。

スペインでは1990年までは1974年に策定された共通カリキュラムに則って教育されていた。しかし、その後、新しい医学教育システムを求めた1999年のBologna宣言に基づいて医学教育が行われるようになった[7-4~6]。もっとも、スペインには13～15世紀に設立された大学が5大学、15～19世紀に設立された大学が7大学もあり、これらの大学では伝統と格式を重んじる風潮が根強く、新しい医学教育システムには馴染めないとのことであった。

医学部6年間教育のうち、最初の2年間は基礎医学、3年目は臨床医学入門、4～6年生は疾患を中心にした臨床医学教育、臨床実習が行われる。臨床医学の教育には、PBLチュートリアル、シミュレーション教育などの手法が取り入れられている。臨床実習の指導は主に准教授が担当している。

3）医学部教育

①バルセロナ大学

北部で地中海に面するカタルーニャ州の州都がバルセロナである。気候が温暖で、州民は勤勉なため、スペイン経済の多くをカタルーニャ州が担っているとの自負もあり、2017年には独立騒動にまで発展したほどである[7-7]。

バルセロナ大学は1450年に創立されたカタルーニャ州立大学である。総合大学として18学部あり、約62,000人が学んでいる。キャンパスは4つに分かれ、医学部はバルセロナ市内中心部にある（**写真7-1**）。1学年の定員は約220名で、高校卒業者を受け入れている。バルセロナの新市街は、133.4平方メートルの正方形が一区画となり、碁盤の目のように南北に道路が整然と走っている。スペイン建築の特徴であるパティオをぐるりと取り囲むように校舎が建てられている（**写真7-2**）。

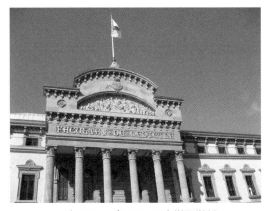

写真 7-1. バルセロナ大学医学部

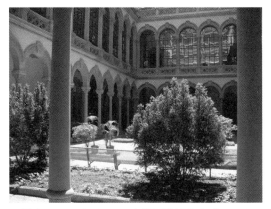

写真 7-2. バルセロナ大学医学部中庭パティオ

表7-1. バルセロナ大学医学部カリキュラム

```
1年次:基礎医学, 臨床医学入門
  細胞生物学, 発生学, 組織学, 生物物理学, 生理学, 生物統計学,
  解剖学(運動器), 生化学, 分子生物学
2年次:人体の構造と機能の統合
  解剖学(器官, 系), 神経系の構造と機能, 病態生理学, 構造と機能(消化器,
  内分泌, 代謝, 栄養, 循環器, 呼吸器, 腎, 血液, 免疫系), 生殖と発達
3年次:臨床医学入門, 臨床医学
  症候学, 臨床病理学, 放射線医学, 理学療法学, 外科学, 臨床遺伝学, 薬理学,
  病理学, 微生物学, 医学史, 医療倫理学, 臨床疫学, 医学統計
4年次:臨床医学
  循環器病学, 呼吸器病学, 血液病学, 臨床腫瘍学, 消化器病学,
  神経病学, 内分泌・代謝病学
5年次:臨床医学
  眼科学, 耳鼻咽喉科学, 頭頸部外科学, 皮膚科学, プリイマリケア学,
  医療提供システム, 腎泌尿器科学, 整形外科学, 感染症学, リウマチ膠原病学
6年次:臨床医学
  小児科学, 産科婦人科学, 予防医学, 公衆衛生学, 地域医療学, 法医学,
  中毒学
```

医学部教育は6年間で行われる。1年次には基礎医学（生理学、生化学など）、2年次には人体の構造と機能の統合、3年次には臨床医学入門、臨床医学が教育され、4～6年次は臨床医学（疾患編）を履修する構成になっている（表7-1）。臨床医学の教育では、50%が理論、50%が実習というコンセプトを基に行われ、臨床実習のうち70%は教育関連病院で、30%が大学内で教育を受けるシステムになっている。臨床実習のための教育関連病院は7病院あり、さらに30の初期診療施設が登録されている。

シミュレーション教育も導入されており、臨床実習にも取り入れられている（写真7-3）。シミュレーターは整然としたスペイン風のモザイク模様の床に横たわっており、いつでも使用できる。また、スキルスラボには専任の管理者としての教員や職員は

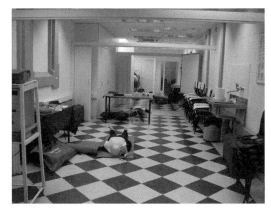

写真 7-3. バルセロナ大学スキルスラボ

配置されておらず、学生が自主的に管理し、積極的に利用できるよう工夫されている。さらに、シミュレーションセンターは、cadaver を用いた外科医た

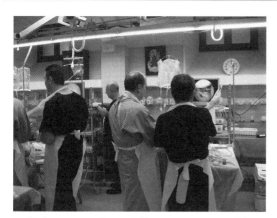

写真 7-4. Cadaver を使ったカテーテル手術
トレーニング

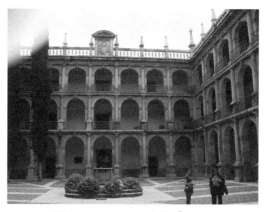

写真 7-6. アルカラ大学パティオ

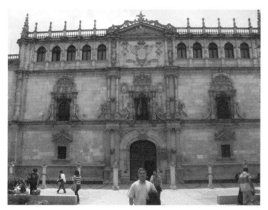

写真 7-5. アルカラ大学

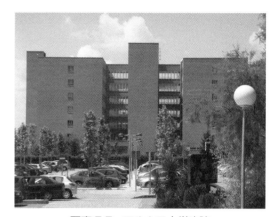

写真 7-7. アルカラ大学病院

ちによるカテーテル手術のトレーニング等にも利用
されている（**写真 7-4**）。

②アルカラ大学

　マドリード州の郊外アルカラ・デ・エナーレスに
ある州立のアルカラ大学は 1499 年に創設された歴
史ある大学で、1977 年に新制になった。キャンパ
ス内にあるサン・イルデフォンソ学院正面ファサー
ドは、ユネスコの世界遺産にも登録されている（**写
真 7-5**）。中庭のパティオを臨んで礼拝堂や大講堂
などもあり、卒業式が毎年厳かに挙行される（**写真
7-6**）。総合大学として学生数は 22,836 名で、医学
部の 1 学年は定員 115 名になっている。マドリード
出身者が多いが、30 〜 40％はマドリード以外から
入学している。

　医学部教育は 6 年間で、1 〜 2 年次は基礎医学、
3 年次には基礎ー臨床医学統合、そして 4 〜 6 年は
臨床医学を履修する。臨床実習を受けるための教育

病院は 3 病院で、病床数は 2,000 〜 3,000 と恵まれ
ている（**写真 7-7**）。教育病院では、1 日ほぼ 6 時間
かけて、病棟や外来で臨床実習が行われる。臨床実
習の指導は准教授が担当し、学生は准教授の監督下
で医行為を行うようになっている。

　学生の評価には、ポートフォリオ評価が使われて
いる。臨床技能の評価には OSCE が用いられ、模擬
患者（SP）に対する医療面接、心電図、放射線診断
など、初期診療を中心に 8 課題が実施されている。

4）卒後教育

　医師国家試験は保健省が実施し、知識を問う
MCQ250 題が出題されている。2009 年からは臨床
能力を評価するために OSCE も導入されている。
国家試験の成績がその後の進路に大きく影響するた
め、6 年までに好成績を取れていない 10 〜 20％ほ
どの学生は、1 年間留年して学修し直してから受験
している。

医学部卒業後は2年間の臨床研修が行われる。研修先は医師国家試験の成績に応じて決定される仕組みになっている。専門医教育は4年間かけて行われる。

卒業後のほぼ10年間は病院に勤務する医師が多く、40歳以降に開業する医師が多い。この場合でも、午前は病院に勤務し、午後は開業する医師もいる。また、患者は検査体制の整った病院で検査を受け、診療は開業医の診療所で行うケースもある。

基礎医学研究に進む医学部卒業者はほぼ皆無で、基礎医学教育は医学部以外の学部出身者が担当することが多くなっている。

■参考文献

7-1) 外務省資料 https://www.mofa.go.jp/mofaj/area/spain/data.html#section1

7-2) OECD 統計：https://data.oecd.org/health.htm

7-3) World Directory of Medical Schools
https://search.wdoms.org/

7-4) The Bologna Process and the European Higher Education Area.
https://ec.europa.eu/education/policies/higher-education/bologna-process-and-european-higher-education-area_en.

7-5) Pales J, Gual A:Medical education in Spain: current status and new challenges. *Medical Teacher* 2008; 16: 1-5.

7-6) 奈良信雄：スペインの医学教育。医学教育 2009; 40: 308-10.

7-7) 奈良信雄：世界の医学部を巡って（5）スペイン、モダンメディア 2020; 66: 389-96.

8 イタリア

イタリアは20州からなる共和国で、面積は日本の約4/5の30.2万平方キロ、人口は約6,037万人（2021年）である[8-1]。

1）医療制度

人口1,000人当たりの医師数は約4,000人、病床数は約3,160である[8-2]。医師の高齢化が進み、およそ半数が55歳以上とされる。このため、医学部数を増やして医師の養成が推進され、医学部卒業生は人口10万人当たり約17,560人になっている。国民の平均年齢は45.2歳で、平均寿命は男性が81.1歳、女性が85.4歳と、長寿国である。

イタリアには日本の国民健康保険制度と同じように、Servizio Sanitario Nazionale（SSN）が1978年から導入され、救急医療や家庭医療などは無料で受けられる。健康を害した場合、かかりつけ医としてのホームドクターを受診し、高度な医療や精密な検査等が必要な場合には専門医を紹介されるシステムである[8-3]。

病院には、公立と私立がある。公立病院では保険診療のため経費負担が少ないが、いつも混雑しており、緊急性のない患者は待ち時間が長く、手続きも煩雑とされる。一方、私立病院は、比較的早く予約が取れ、待ち時間も短いが、その分、診療にかかる費用は高額になっている。

2）医学教育

高等教育はボローニャプロセス[8-4]を導入しており、3年間の学士課程、2年間の修士課程、5〜6年間の専門課程からなる。医学教育期間は6年間である。履修単位としてEUに共通した欧州単位互換制度（European Credit Transfer System: ECTS）単位[8-5]を用いたヨーロッパ高等教育質保証連盟（European Association for Quality Assurance in Higher Education: ENQA）[8-6]の制度に沿って教育が行われている。

3）医学部教育

医学部は2001年当時、43校あり、入学定員は7,533名であった。しかし、医師不足を解消するため、2021年現在では61校、入学定員12,266名に増えている[8-7]。医学部数と学生数の増加に伴い、教員数の確保が問題になるが、学生／教員数は27.4 ± 0.7に保たれるように教員が安定して供給されている[8-8]。

①入学制度

1999年に医学部定員制が導入された。公立大学に入学するには、保健省が管轄する委員会による入学試験に合格する必要がある。私立医学部では独自の入学試験が行われるが、入学定員は規制されている。

2013/2014年度から入学者選抜にユニークな全国ランキング試験が導入された。論理的思考と知識の評価に重点がおかれ、論理と一般教養、生物学、化学、数学、物理学に関する60の多選択肢問題が出題されている。

もっとも、近年では医学部への進学志願者が増加の一途をたどり、高校で医師になる適性を考慮した進路相談を強化するように求められている。対策の一環として、ローマ大学ローマ・ラ・サピエンツァ校では、「Get to Know Yourself」というセルフ・アセスメント質問票を提供し、今日までおよそ3万人の高校生が利用している[8-9]。質問票には、自尊心、情緒バランス、対人関係への準備、動機、リーダーシップ力、協調性などの資質や、学問とプロフェッショナルへの志向性などをチェックする項目が含まれ、進路を決定する上での参考になっている。

②カリキュラム、教育法、評価

イタリアの医学部教育は6年間で行われ、基礎科学、前臨床、臨床の3セグメントからなる。ボローニャプロセスに沿い、ENQAによる教育質保証に適合するよう、9,000時間のうち少なくとも5,500時間は対面式の講義、シミュレーション教育、臨床実習で構成される。イタリアの医学部で取得した学位はヨーロッパ連合（EU）で通用する。

最近20年間で、従来の教員を中心とした知識伝

授の教育から、学生を主体にした学修成果基盤型教育に転換している。すなわち、従来は低学年で基礎医学教育、高学年で臨床医学教育という教育システムであった。それが、1〜2年次では基礎医学教育に臨床医学教育がくさび型に組み入れられ、3年次以降は臨床に則した実践的な教育として、シミュレーション教育や臨床実習施設での臨床実習へと段階的に進行する教育システムに移行している[8-10]。もちろん講義や小人数グループ教育は6年間を通して行われる。例として、**表8-1**にローマ大学トール・ヴェルタール校医学部のカリキュラムを示す[8-11]。

臨床実習は、病棟や外来診療で行われ、救急医療

表8-1. ローマ第2大学トール・ヴェルガータ校医学部カリキュラム（文献8-15）

ローマ第2大学トール・ヴェルガータ校医学部カリキュラム

年	セメスター	履修科目	履修単位（CFU）*
1	1	化学，生化学入門	7
	2	物理学，統計学	12
		科学論文記載	6
	3	人体解剖学 I	10
	4	組織学，発生学	9
	5	生物学，遺伝学	10
		臨床実習 I	6
2	6	人体解剖学 II	5
	7	生化学	14
	8	生理学	18
	9	免疫学，免疫病理学	7
	10	微生物学	10
		臨床実習 II	3
3	11	臨床症候学	6
	12	臨床検査学	10
	13	病理学総論，病態生理学	14
	14	人間科学	6
	15	病理学各論 I	8
	16	臨床実習 III	11
4	17	解剖病理学	11
	18	公衆衛生学	6
	19	薬理学	10
	20	病理学各論 II	12
	21	病理学各論 III	8
		臨床実習 IV	12
5	22	画像診断学，放射線治療学	5
	23	整形外科学	6
	24	神経学	5
	25	精神神経学	5
	26	産科学，婦人科学	4
	27	小児科学	6
	28	選択科目	8
		臨床実習 V	9
6	29	内科学，臨床遺伝学	15
	30	外科総論	9
	31	専門科目	6
	32	法医学	4
	33	皮膚科学，形成外科学	3
	34	救急医学	7
	35	臨床実習 VI	14
	36	卒業論文作成	5
		総合診療	5
		合計単位	360

CFU: The European Credit Transfer and Accu,ulation System(ECTS) credits

の体験も重視されている。研究活動や、医学と工学との連携なども教育に含まれている。ただし、多職種間連携教育は十分とはいえない。

　学生の評価は、伝統的な総括試験として、口頭試験、筆記試験、実技試験が実施される。卒業に際し、卒業論文（Thesis）の最終口頭発表が行われ、教授の委員会で審査されている。形成的評価は十分ではなく、臨床推論演習、省察、ポートフォリオなどの導入が検討されている。臨床技能の評価では、客観的臨床能力評価（OSCE）の利用も進められ、Miller のピラミッドに沿って、Knows（知識）、Knows How（手技）、Shows How（演習）、Does（実践）、IS（確定）の順で技能の修得とその達成の評価が行われている[8-12]。

　医学部教育は国家組織である The Permanent Conference of Directors of Medical Curricula によって管轄され、同カンファレンスは国家的なコア・カリキュラムの策定[8-13]と、全国レベルでのプログレス試験[8-14]を 2006 年以降導入している。

4）卒後教育

　医師国家試験に合格すると医師になることができる。学位取得後、医師は専門分野のあらゆるレジデンシー・プログラムに直接アクセスすることが可能になっている。卒後医学教育には、50 の専門分野があり、1,000 以上の認定施設があり、各プログラムは 3 ～ 6 年続く。

　生涯教育として、1999 年にすべての医療従事者に対する継続教育が法律で義務付けられている。医師、および約 50 の異なる医療専門職の医療従事者は、毎年 50 時間のトレーニングに相当する 50 単位を取得しなければならない。

■参考文献
8-1）外務省資料 https://www.mofa.go.jp/mofaj/area/italy/index.html
8-2）OECD データ　https://data.oecd.org/health.htm
8-3）https://www.ladovina.net/italiainfo/medico.html
8-4）Patricio M, Harden RM. : The Bologna Process - a global vision for the future of medical education. *Med Teach* 2010; 32（4）:305-15.
8-5）https://ec.europa.eu/education/resources-and-tools/european-credit-transfer-and-accumulation-system-ects_en.
8-6）European Association for Quality Assurance in Higher Education. 2021. https://enqa.eu/
8-7）Medical education in Italy: Challenges and opportunities Fabrizio ConsortiORCID Icon, Giuseppe Familiari, Antonella Lotti & Dario TorreORCID Icon Published online: 08 Aug 2021　https://doi.org/10.1080/0142159X.2021.1959024
8-8）https://ava.miur.it
8-9）https://www.uniroma1.it/en/pagina/student-orientation
8-10）Snelgrove H, Familiari G, Gallo P, et al.: The Challenge of reform: 10 years of curricula change in Italian medical schools. *Med Teach* 2009; 31（12）: 1047-55, 2009
8-11）https://en.uniroma2.it/
8-12）Cruess RL, Cruess SR, Steinert Y.:Amending Miller's pyramid to include professional identity formation. *Acad Med* 2016; 91（2）: 180-5, 2016.
8-13）Della Rocca C, Basili S, Caiaffa MF, et al.: Core Curriculum dei Corsi di Laurea Magistrale in proposte e Chirurgia Editing, rationalizzazione, semplificazione e proposte di evo; ution proposals［The core curriculum of the master's degree courses in medicine and surgery: Editing, rationalization, simplification and evolution proposals.］*J Ital Med Educ* 2017; 73:3315-3321.
8-14）Recchia L, Moncharmont B. : Dal Progress Test al Training Test: analisi dei risultanti finali［From the progress test to the training test: analysis of final results.］*J Ital Med Educ* 2019; 82: 3650-3654.
8-15）奈良信雄：世界の医学部を巡って（21）イタリア、モダンメディア 2022; 68: 206-15.

9 チェコ共和国

チェコ共和国（以下、チェコ）は、ドイツ、ポーランド、オーストリア、スロバキアに囲まれた約7万9千平方キロメートルの国で、国土面積は日本の約5分の1、人口は約1,069万人である[9-1]。

1）医療制度

医師数は42,919人、このうち女性医師が24,170人と半分以上で、65歳以上の医師が46.92％と高齢化がみられる。病院数は256で、人口1,000人あたりのベッド数は約6.62と、日本の12.98に比べてほぼ半分である[9-2]。これは、病院医療を中心にする日本と、外来診療中心のヨーロッパ医療の差によるものかもしれない。

公的または民間の健康保険加入が義務づけられ、国民は保険料として所得額の約4.5％の支払う[9-3]。医療費や薬剤費の全額が基本的には健康保険から支払われるが、最小限レベルの医療に限られ、かつ緊急時以外には予約がないと診療を受けられないなどの課題が指摘される。より高度な治療を受けたい場合には、当人が差額を支払わなければならない。

通常の一般医療は、多くのヨーロッパ各国と同様に、予め契約している General Practitioner（GP）と呼ばれる家庭医が担当する。その上で専門医による診療が必要と判断されれば、GP が契約している専門医が紹介される。さらに、入院が必要な場合には、GP が病院の施設を借りて診療を行うか、専門医が診療を行うシステムになっている。

2）医学部教育

医学部教育は、ボローニャプロセスに沿って学士・修士が統合された6年間の課程で行われる。卒業すると、MUDr.（Doctor of General Medicine）の学位が付与される。

国家試験は公衆衛生学、小児科学、産婦人科学、内科学、外科学の5科目について、State Doctorate Examinations として第11〜12セメスターの期間に実施される。国家試験に合格して卒業した後は、チェコの医師免許を取得できる。チェコは EU に所属しているため、EU 加盟国のどの国でも医師として勤務が可能である。

チェコには2020年12月現在、9医学校が設置され、うち3校は首都プラハにある Univerzity Karlovy（カレル大学）の医学部である[9-4,5]。

①カレル大学第1医学部

カレル大学は、1348年に神聖ローマ皇帝カール4世によって創立された総合大学で、ヨーロッパ最古の大学の一つである。神学部、法学部、芸術哲学部、教育学部、社会科学部、人文学部、医学部、薬学部、理学部、体育スポーツ学部などがあり、大学院生などを含め、およそ4万9千人の学生が学ぶ[9-6]。医学部では、プルキンエ細胞やプルキンエ線維を発見したヤン・エヴァンゲリスタ・プルキンエ（1787〜1869年）など、著明な科学者を輩出している。

医学部には、チェコ人向けのチェコ語によるプログラムと、国外からの留学生に向けた英語のプログラムがあり、後者には世界約50カ国から毎年150〜200名の留学生が入学している。

歴史ある大学だけに、施設は格調高いが、その分、老朽化している点が学生にとっては不便かも知れない（写真9-1）。臨床実習施設もプラハ市内に点在しており、教育病院としては、1,500床のカレル大学附属総合病院、1,400床のフラデツ・クラーロヴェー病院などがある。解剖学博物館には立派な所蔵品が納められ、京都大学解剖学講座初代教授足立文太郎博士の「日本人の動脈系」を始め、医学的に貴

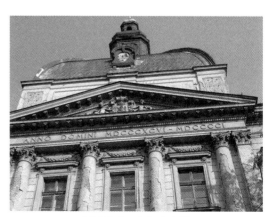

写真 9-1. カレル大学

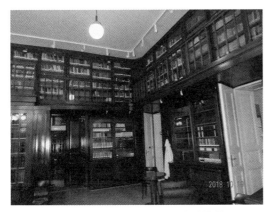

写真 9-2. カレル大学解剖学博物館

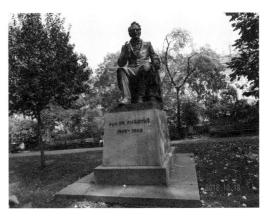

写真 9-3. プルキンエ像（カレル大学構内）

表 9-1. カレル大学医学部カリキュラム

学年	主な教育内容
1年	解剖学, 組織学, 発生学, 生物物理学, 生物学, 遺伝学, 救急（実習）, 医学用語基礎, 医学情報学
2年	生物学, 遺伝学, 微生物学, 生理学, 免疫学基礎, 生化学, 看護学
	夏期研修：看護研修（3週間）
3年	薬理学, 分子病態学（遺伝的代謝障害, 分子腫瘍学）, 微生物学, 生命倫理学, 病態生理学, 内科学基本, 外科学基本, 医療心理学, 精神療法学, 病理学
4年	免疫学, 薬理学, 衛生学と伝染病学（実習）, 法医学, 生命倫理学, 放射線学, 内科（老人医療）, 感染症学, 皮膚科, 外科, 整形外科学, 眼科, 耳鼻咽喉科学, 医療心理学, 臨床遺伝学, 精神療法学, 職業病と毒物学, 核医学, プライマリケア, 臨床局所解剖学, 口腔外科
	夏期研修：外科実習（2週間）
5年	循環器内科, 呼吸器内科, 消化器内科, 内分泌・代謝内科, 血液内科, 腎臓内科, リウマチ膠原病内科, 神経内科, 腫瘍科, 脳神経外科, 産婦人科, 精神科, リハビリテーション科
	夏期研修：内科実習（2週間）・産婦人科実習（2週間）
6年	内科（実習）, 外科（実習）, 小児科（実習）, 産婦人科（実習）, 麻酔と救急医療, プライマリケア, 泌尿器科, 公衆衛生・医療法（実習）, 臨床生化学, 実践的医療技術

重な書物が数多く保存されている（写真 9-2）。緑のきれいな広いキャンパスには、プルキンエの像が鎮座して学生達を見守っている（写真 9-3）。

　医学部は 6 年制で、カリキュラム構成を表 9-1 に示す[9-7]。解剖学、生理学、生化学などの基礎医学教育が 2 年以上かけて行われたあと、臨床医学教育、臨床実習に進む内容となっており、旧来の日本の医学部教育に類似している。ただし、日本と異なる点として、2 年次に夏期研修として 3 週間の看護研修があるのは特色であろう。

　学生に対する教授数の割合は 3：1 と教職員は充実しており、従来の講義形式に加えて、セミナー形式での小人数教育を積極的に導入して、学生の学修意欲を高める工夫が凝らされている（写真 9-4）。研究マインドの涵養にも注力しており、学生は卒業後にも研究を行って博士号（phD）を取得できる体

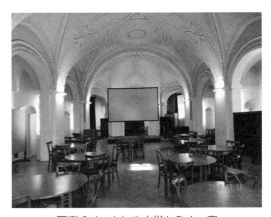

写真 9-4. カレル大学セミナー室

制になっている。

　シミュレーション教育も活発で、生理学、病態生理学、臨床医学などへと段階を追って実践的に実施されている。わが国では臨床技能を修得する目的で

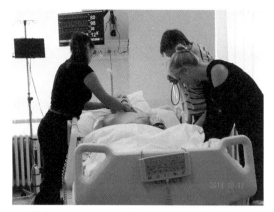

写真 9-5. カレル大学シミュレーション教育
（生理学実習）

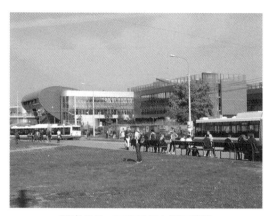

写真 9-7. マサリク大学医学部

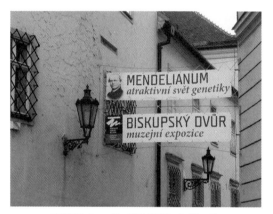

写真 9-6. メンデル通り（ブルノ）

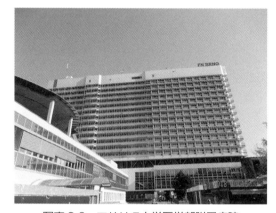

写真 9-8. マサリク大学医学部附属病院

シミュレーション教育が活用されることが多いが、カレル大学では呼吸・循環生理などの実習にもシミュレーション教育が活用され、学生の理解度も満足度も高い（**写真 9-5**）。

　臨床実習は診療参加型臨床実習を導入しており、静脈確保などの医療手技も患者の同意を得た上で実施されている。学生の医行為に対する患者の同意は80%ほどで、同意が得られない患者には学生が医行為を実施できない。

②マサリク大学

　Masarykova Univerzita（マサリク大学）は、1919 年にブルノに設立された。ブルノはプラハに次ぐチェコ第 2 の都市で、メンデルがエンドウ豆を交配した修道院がある（**写真 9-6**）。

　マサリクという名称は、チェコスロバキアの初代大統領 T.G マサリクに因む。医学部、法学部、理学部、美術学部、教育学部、経済学部、情報処理学

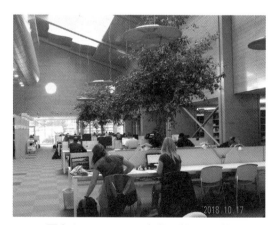

写真 9-9. マサリク大学医学部図書館

部、社会科学部、スポーツ科学部の 9 学部におよそ 4 万 5 千人の学生が学んでいる[9-8]。建物は新しく、斬新なデザインの図書館では学生が活き活きと勉学に励んでいる（**写真 9-7、8、9**）。

　マサリク大学医学部は、約 4,500 名の学生のうち約 900 名が国外からの留学生で、国際化が強調され

ている。出身国は、隣国のドイツやポルトガルなどのヨーロッパが多く、次いでイスラエル、サウジアラビア、インド、日本からとなっている。

マサリク大学医学部も 6 年制で、カリキュラムはカレル大学とほぼ同じで、入学直後から基礎医学の授業が始まる。3 年次から臨床実習が始まり、4 年生〜 6 年生では臨床医学教育が行われる。6 年生では国内外の病院で臨床実習が行われる。

教育方式では、講義に加え、15 名程度のグループで課題に対して学生同士が討論するセミナー、実習がある。とくにセミナーと実習が重視され、講義は基盤となる知識や考え方を得るためのものと位置付けられている。

■参考文献

9-1) 外務省資料 https://www.mofa.go.jp/mofaj/area/czech/data.html#section1

9-2) OECD データ　https://stats.oecd.org/

9-3) チェコの医療事情と病院 http://yyfield.blog.fc2.com/blog-entry-326.html

9-4) World Directory of Medical Schools https://search.wdoms.org/

9-5) 奈良信雄：世界の医学部を巡って（7）チェコ共和国、モダンメディア 67: 136-145、2021.

9-6) カレル大学医学部　https://www.sidaiigakubu.com/foreign-university/charles/

9-7) カレル大学カリキュラム https://www.czech-medical.org/school/charles1/curriculum/

9-8) マサリク大学医学部 https://www.sidaiigakubu.com/kaigai-igakubu/europe/czech/about/

10 ハンガリー

ハンガリーは国土面積が日本の約4分の1にあたる約9.3万平方キロメートルで、人口は約970万人（2021年）である[10-1]。ハンガリーでは、伝統的なヨーロッパの医学教育を守りつつも、一方では教育を重要な"産業"と位置づけ、国際的に通用する教育制度を導入している。

1）医療制度

2018年現在、ハンガリーの医師数は33,078名、女性医師は18,557名である[10-2]。病院は165あり、病床は全国で68，555床となっている。

ハンガリーには社会保険制度があり、税収から医療費が賄われている[10-3]。日本と同様に診療報酬は一定で、保険適用範囲内の治療の場合は、診察料は保険で賄われ、薬剤やエックス線撮影などの実費のみが患者負担となるが、基本的には無料で治療を受けられる。公立病院を受診する場合には、まず家庭医が診察し、紹介されるシステムになっている。

2）医学部教育

医学部教育は、ボローニャプロセスに則り、学士と修士課程が統合された6年間の教育課程で、2セメスター制を採用している[10-4]。

ハンガリーには、首都ブダペストにセンメルワイス大学（**写真10-1**）、第2の都市デブレツェンにデブレツェン大学（**写真10-2**）、南部のセゲドとペーチにそれぞれセゲド大学、ペーチ大学と、あわせて4校に医学部がある[10-5,6]。センメルワイス大学が1,769年、セゲド大学が1,775年に創立されるなど、長い歴史を誇る。歴史の古さは、センメルワイス大学の医学部長室で体感できる（**写真10-3**）。

すべての医学部は国立で、人材省（Ministry of Human Capacities）が管轄している。卒後教育も人材省の管轄であるが、卒前と卒後教育では所管部局が異なっている。

医学部には、ハンガリー人を対象にしたコースと、国外からの入学生を対象にしたインターナショナルコースがある。インターナショナルコースでは、グローバル化に対応して、すべて英語で教育されている。デブレツェン大学以外の3校にはドイツ語コースも設けられ、主にドイツ人学生を受け入れて教育している。国立大学のため、ハンガリー人学生には学費が無料である。

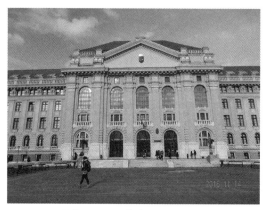

写真 10-2．デブレツェン大学

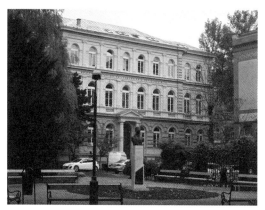

写真 10-1．センメルワイス大学（基礎医学棟）

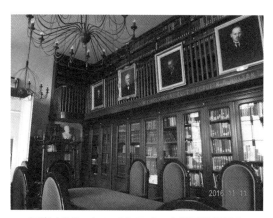

写真 10-3．センメルワイス大学医学部長室

①医学部教育カリキュラム

　教育カリキュラムは、最初の2年間は基礎医学教育が中心で、3年次から臨床医学教育が始まる。6年次には1年を通じて臨床実習が行われる。デブレツェン大学のカリキュラム構造を**表10-1**に示すが、基本的には他の3医学部も同様の教育課程である。

　基礎医学科目は、解剖学、病理学、生理学、生化学などが中心になっている。大講義室での講義や実習だけでなく、7名程度の少人数グループでインタラクティブな課題教育や実習が実施されている（**写真10-4**）。講義は学年全体だけでなく、学生数が多いことから前半と後半の2つのグループに分け、同じ内容を同教員または別の教員が講義するなど、工夫されている。

　少人数教育では、分かりやすいテキストも用意され、それぞれのグループに1名の教員と高学年の学生がチューターとして指導に当たっている（**写真10-5**）。低学年の学生数は250名を超えており、7名単位のグループとなれば、相当数の教員が必要になる。このため、病理学や生理学講座には20名を超す教員が所属している。また、高学年の学生が積極的にチューターとなるのは、参加実績に応じて単

表10-1．デブレツェン大学のカリキュラム

1年生	2年生	3年生	4年生	5年生	6年生
医化学	生化学	基礎内科	循環器内科	消化器内科	内科
生物物理学	医療生理学	免疫内科・リウマチ内科	内分泌内科・腎臓内科	血液内科	神経科
細胞生物学	解剖・組織・発生学	基礎外科技術	内科ブロック実習	内科ブロック実習	産婦人科
分子生物学	神経生物学	病理学	産婦人科	小児科	小児科
解剖・組織・発生学	ハンガリー語	臨床生化学	産婦人科ブロック実習	小児科ブロック実習	精神科
生物統計学		臨床生理学	外科	神経科	外科
基礎行動科学		基礎腫瘍学	外科ブロック実習	神経科ブロック実習	卒業論文
遺伝医学		医療微生物学	外傷学	麻酔科・集中治療	
救急・蘇生法		免疫学	整形外科	皮膚科	
コミュニケーション技術		医療人類学	呼吸器科	眼科	
ハンガリー語		医療社会学	放射線科	耳鼻咽喉科	
		医療心理学	口腔科	精神科	
		ハンガリー語	泌尿器科	感染症科	
			薬理学	救急医療	
			予防医学・公衆衛生学	臨床腫瘍学	
			行動医学	行動科学	
			生命倫理学	家庭医学	
			臨床遺伝子	法医学	
看護実習（1・2年生のいずれか）		内科実習	外科実習		

必修科目以外に選択科目としてラテン語、医療ゲノミクス、基礎臨床神経学、放射線治療、心的外傷、腫瘍ウイルスと腫瘍遺伝子学、臨床真菌学、心エコー検査などが履修できる。

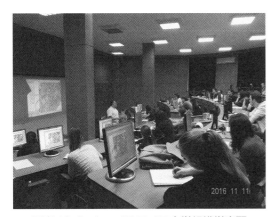

写真10-4．センメルワイス大学組織学実習

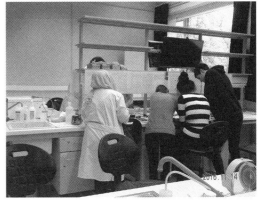

写真10-5．少人数グループによる生理学実習

位が認定されたり、学費の軽減措置が設けられていることなどに理由があるが、まさしく屋根瓦式教育が実践されている。また、学生同士も入学時から6年間通じて同じグループに属することから、相互に学び合い、互助の精神が涵養されているようだ。

3年次から始まる臨床医学教育では、医療面接と診察技法の修得を目的とした臨床医学入門が教育されたあと、本格的な臨床医学教育に進む。臨床医学教育でも、学年全体での講義に加え、少人数グループに分かれて、チューターの指導のもと、病棟で実際の患者を対象にして学修している。

臨床手技を獲得するためにシミュレーション教育が充実し、臨床現場で学生が患者に対して採血、静脈路確保、膀胱カテーテル挿入、心電図検査、エコー検査などの実践的な学習が行われている。高機能シミュレーターを用いた救命救急処置等のトレーニングも少人数グループで実施され、トレーナーから適切な指導が行われている。

センメルワイス大学附属病院は約2,100床、デブレツェン大学附属病院は約1,800床で、大学附属病院が地域の基幹病院になっている。患者の数やカテゴリーは十分に用意され、学生の臨床実習施設としては申し分ない（**写真10-6**）。関連病院での実習もあり、外科手術や救急医療に触れる実習機会もある。1年次夏期には4週間の看護実習があり、看護ケアや採血を行うなどの早期体験実習がある。ただし、学生が患者を受け持つことはなく、診療録に記載することもないことから、"診療参加型臨床実習"とは言えないと考えられる。

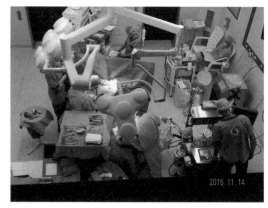

写真10-6. 手術現場を2階からガラス越しに見学できる（デブレツェン大学）

②学生の評価

学生の学修成果修得を評価する試験は各セメスターの終わりに行われ、2カ月程度の試験期間が設けられている。試験日が複数設定され、学生が自身の学修状況に応じて任意のタイミングで受験できる点に特色がある。同一年度内では3回まで受験でき、主要科目以外は6年間で5回まで受験できるが、主要科目に合格しなければ進級できない仕組みになっている。

試験は、筆記試験、実技試験、口頭試験からなる。口頭試験は、各教科で修得しておくべきトピックスのリスト（**表10-2**）が予め150〜200題ほど提示され、それを学生が勉強した上で、教授から口頭試験を受ける。口頭試験ではトピックスのリストから3題程度がランダムに指示され、合計1題につき20〜30分程度で学生に説明が求められ、その後に質疑応答が行われる。筆記試験では十分に評価できない内容についても、学生が真に修得しているかどうかが確実に評価される仕組みと言えよう。

表10-2. 口頭試験の課題例（生理学の一部）

```
1. 1. 体液成分と調節、細胞外液、血管内液
1. 2. 細胞膜の構造、透過性、輸送
1. 3. イオンチャネルの分類、機能、主な特徴。電位依存性Ca2+チャネル
1. 4. 静止膜電位
1. 5. 刺激を受けた細胞での活動電位の発生、活動電位の伝導
1. 6. 細胞間での刺激伝達。シグナル伝達のメカニズム
1. 7. 横紋筋の筋収縮。筋収縮のメカニズム
1. 8. 平滑の種々の機能
1. 9. シナプス伝達、神経伝達物質
1. 10. 横紋筋での神経筋伝達
1. 11. 副交感神経の遠心性メカニズム
1. 12. 交感神経の遠心性メカニズム、アドレナリン受容体
（以下略）
```

基礎医学教育の集大成となる2年次終了時の試験は難易度が高く、科目によってはインターナショナルコース在籍者の20〜30名が不合格となり、留年なり進路変更を余儀なくされている。実際、2015年度のセンメルワイス大学医学部では270名中67名が3年生に進級できていない。留年者は再履修して進級できるが、センメルワイス大学では約10〜15%の学生が医学部を去っている。センメルワイス大学とデブレツェン大学それぞれの入学者数が278人、276人であるに対し、卒業者がそれぞれ142人、118人となっていること自体、進級がいかに難しいかを示す（表10-1）。

臨床実習の評価でも、筆記試験、口頭試験、実技試験が課される。実技試験は、模擬患者ではなく、実際の患者を対象にして行われる。たとえば、内科臨床実習では、試験当日に各学生に入院患者が割り振られ、15分程度で医療面接と身体診察を行い、その後に病歴情報、身体所見、鑑別診断、治療方針などについて試験官から口頭試問を受ける。患者への医療面接と身体診察に加え、技能や態度評価を受けることもある。真の症例を対象にした試験は、学生の臨床能力を測定するのに有益であると言えよう。OSCEは実施されておらず、評価の標準化という観点からは改善の余地があるかもしれない。

ハンガリーの医学部では卒業試験のほかに卒業論文の提出が義務づけられている。卒業論文では、研究活動の結果をまとめたり、学生が選んだテーマについて文献考察などが行われる。3月に論文審査があり、指導教員と他の2名の教員が口頭試問を行う。論文審査に合格しないと卒業できず、この制度は学生の研究マインド涵養にも効果があるとされる。

3）卒後教育

卒後の進路では、ハンガリー人学生は他のEU諸国に出る者が多く、国内の医師を確保する上での課題とされる。その理由の一つとして、ハンガリーの医師給与が低いことがあげられている。

ドイツ語コースの学生はドイツに戻って医師になる者が多い。英語コースの学生は、出身国に戻るほか、国際社会での活躍を目指す者もいる。

■参考文献
10-1) 外務省資料 https://www.mofa.go.jp/mofaj/area/hangary/data.html#section1
10-2) OECD統計. http://www.oecd.org/els/health-systems/health-data.htm
10-3) 吉田いづみ：ハンガリーの医療制度. https://epilogi.dr-10.com/articles/2852/
10-4) Oliver R, Sanz M. The Bologna Process and health science education: times are changing. *Med Educ* 2007; 41: 309-17.
10-5) 奈良信雄、加藤拓馬、大西宏典、田極春美：ハンガリーの医学部における医学教育, 医学教育 2017; 48（3）: 135-42.
10-6) 奈良信雄：世界の医学部を巡って（6）ハンガリー、モダンメディア 2021; 67:79-86.

11　オーストリア

オーストリア共和国（以下、オーストリア）は、国土面積が北海道とほぼ同じの約8.4万平方キロメートルで、人口は約892万人である[11-1]。

1）医療制度

医師数は人口1,000人当たり5.360人で、病床数は人口千人当たり7.190床である[11-2]。病床数は、日本の12.840床よりも少ないが、平均在院日数は6.300日で、日本の16.000日よりも短く、病床回転が早い。平均寿命は、2020年現在、81.30歳（男性78.90歳、女性83.60歳）で、長寿国といえる。医学部卒業者は人口10万人あたり13.990人で、日本の6.990人よりも多く、国土面積を考慮しても、医師は充足されていると思われる。

オーストリアでは健康保険への加入が義務づけられており、私立病院を除けば、基本的に診察費と治療費の自己負担はない[11-3]。医療機関には診療所と病院がある。診療所には主に一般医が担当する一般診療所と、専門医がいる専門科診療所（小児科、耳鼻咽頭科、眼科、婦人科など）がある。病院には大学病院、公立病院、私立病院がある。病院や各科の専門医は予約制になっているが、一般診療所では予約制のないところもある[11-4]。

2）医学部教育

オーストリアには、公立医学校が4校、私立医学校が3校ある[11-5]。もっとも歴史が古く、かつ最大規模の医学部は1365年にウィーン大学に設置された。ウィーン大学は、チェコのカレル大学、ドイツのハイデルベルク大学とともに神聖ローマ帝国によって創立された古い大学で、クレクアレリ・シモンズ社の「QS世界大学ランキング2022年版」によると、世界ランキングは151位である[11-6]。ウィーン大学医学部は2004年にウィーン医科大学（Medizinische Universität Wien）として分離され、現在に至っている[11-7]。

①入学者選抜

医学部入学では、公立医学校では7月上旬に実施される共通の入学試験（MedAT：Aufnahmeverfahren Medizin）が課され、私立医学校では個別に入学者選抜が行われる[11-8]。入学定員はウィーン医科大学の610名を始め、公立大学では多く、私立医学校の定員数は少ない。

医学部の一学年は2セメスター制で、合計12セメスターが6年間で教育される。履修単位は、EUに共通した欧州単位互換制度（European Credit Transfer and Accumulation System: ECTS）単位に換算し、1セメスターが30ECTS単位、6年間12セメスターの教育で合計360ECTSが取得できる[11-9]。卒業するとDr. med. univ.の学位が授与される。

②ウィーン医科大学

ウィーン医科大学はヨーロッパのトップ15の医学部にリストされるオーストリア随一の医学校で、大学院生や歯学部生などを含め、約7,500人の学生が在籍している。教員は約1,200名、職員は約8,870名である。大学附属病院には30診療科、2臨床研究所、12の研究施設がある。2020年現在、ベッド数は1,734床で、入院患者は59,454人、平均在院日数5.9日、外来患者は1,022,652人、一日平均外来患者数は約4,000人である[11-10]。

ウィーン医科大学のカリキュラム構造はブロック制で、基礎医学教育に続き、臓器別、診療科別に臨床医学教育が行われる（**表11-1**）[11-11,12]。臨床技能教育や、課題解決型学修（Problem-oriented learning: PBL）、症例基盤型学修、客観的臨床能力評価（Objective structured clinical examination: OSCE）など、国際標準の教育技法が導入されている。研究活動や、学士論文作成も行われている。

臨床実習は、大学附属病院で内科実習16週、外科実習16週を始め、脳神経内科、精神科、産婦人科、小児科、救急および集中診療科などの診療科実習が各5週で実施されている。なお、ドイツやオーストリアに特有のクリニカル・クラークシップ制度として、ファムラトール（Famulatur）が12週間実施されている。

表 11-1. ウィーン医科大学カリキュラム

段階	主要ブロック・科目	関連実習・演習	試験
第1段階	ブロック1：健康と患者（3週）／ブロック2：人体解剖学（6週）／ブロック3：細胞生物学（6週）／ブロック4：生理学（5週）／ブロック5：遺伝学、細胞情報伝達（3週）／ブロック6：環境と人間（3週）	社会的能力／救急処置、課題解決型学修（PBL）／身体診察／課題解決型学修（PBL）	総括試験1a／総括試験1b
第2段階	ブロック7：科学と医学（3週）／ブロック8：病態生理学（6週）／ブロック9：症候学、治療学総論（6週）／ブロック10：内分泌・代謝学（3週）／ブロック11：循環器学、血液学（5.5週）／ブロック12：呼吸器学（3週）	基本的診療技能、医療面接A／身体診察／症例基盤型学習、器官形態学I／ファムラトゥール（ドイツやオーストリア特有のクリニカルクラークシップ）入門	進級試験2／総括試験2
第3段階	ブロック13：栄養学、消化器学（4週）／ブロック14：腎、酸塩基平衡（3週）／ブロック15：生殖器、出産、妊娠、分娩（4週）／ブロック16：幼児、小児、学童、青年（4週）／ブロック17：医学研究（必須、選択）（3週）／ブロック18：皮膚、感覚器（4週）／ブロック19：脳、神経系（5週）	課題研究I、救命救急処置I／症例基盤型学習、器官形態学II／神経学的所見、医療面接B／器官形態学III	進級試験3／総括試験3
第4段階	ブロック20：健康および病的状態でのC（5週）、精神活動、医療面接C／ブロック21：運動、移動（3週）／ブロック22/23：公衆衛生学（5週）／ブロック24：課題研究（6週）／ブロック25：外科総論／ブロック26：皮膚科、性病科（3週）／ブロック27：内科学	専門的診断技能、課題研究II、基本的超音波検査手技／課題研究III、救命救急処置II／客観的臨床能力試験（OSCE）／学士論文研究準備／研究演習	進級試験4a／総括試験4a
第5段階	内科診療実習（16週）／脳神経内科実習（5週）／精神科実習（5週）／小児科実習（5週）／産婦人科実習（5週）／眼科（2か5週）／耳鼻咽喉科（2か5週）／救急および集中治療科実習（5週）／外科診療実習（16週）／選択科診療実習（16週）／選択科診療実習（2週×8）	診療科横断症例検討会／研究演習	進級試験5／総括試験5／総括試験5a／卒業試験

3）卒後教育

　オーストリアは、医師免許と専門医資格が相互承認されている欧州経済領域（European Economic Area：EEA）に加盟しているため、オーストリアの医師免許は EEA 加盟国内で有効である[11-13,14]。

■参考文献

11-1）外務省基礎データ　https://www.mofa.go.jp/mofaj/area/austria/data.html

11-2）OECD 資料　https://data.oecd.org/health.htm

11-3）せかいじゅうライフ https://sekai-ju.com/life/aut/life/austria-insurance/

11-4）外務省資料：世界の医療事情　https://www.mofa.go.jp/mofaj/toko/medi/europe/austria.html

11-5）世界医学教育連盟資料　https://www.wdoms.org/

11-6）QS 世界ランキング 2022　https://www.topuniversities.com/university-rankings/world-university-rankings/2022

11-7）ウィーン医科大学ウェブサイト　https://www.meduniwien.ac.at/web/

11-8）MedAT　https://www.medizinstudieren.at/

11-9）欧州高等教育圏ウェブサイト https://education.ec.europa.eu/

11-10）ウィーン医科大学附属病院資料　https://www.akhwien.at/

11-11）ウィーン医科大学カリキュラム https://www.meduniwien.ac.at/web/fileadmin/content/serviceeinrichtungen/studienabteilung/studium/Humanmedizin/2018_09_12_Curr_Human_Kons_Fassung_clean.pdf

11-12）奈良信雄：世界の医学部を巡って（22）オーストリア共和国、モダンメディア 68:367-377、2022

11-13）EEA ウェブサイト https://www.eea.europa.eu/

11-14）医師免許互換制度 http://www.interq.or.jp/tokyo/ystation/medical3.html

第 II 章

北アメリカ編

12 ▶ アメリカ

50 州の集合体であるアメリカ合衆国は、国土面積がわが国の約 25 倍にあたる 962.8 万平方キロメートルに、約 3 億 3,006 万人の人口（2021 年）が住んでいる[12-1]。

1）医療制度

アメリカの病院数は約 6,210（2017 年）で、地域病院（NPO 型、営利型、州・地方政府管轄）、連邦政府病院、精神病院、介護病院、刑務所や工場など施設内病院等がある。医師数は 851,641 名で、女性医師が約 37％を占める。人口 1,000 人当たりの医師数は 2.61 で、日本の 2.49 を少し上回る[12-2]。医療費が GDP に占める割合は 17.2％で、フランス（11％）、ドイツ（11.3％）、日本（10.9％）など比べて、はるかに高額になっている。

国民皆保険制度の日本に比べ、アメリカでは民間保険が前提となっている[12-3, 4]。公的医療保障制度として、65 歳以上の高齢者および障がい者向けのメディケア（Medicare、連邦政府が運営）、低所得者向けのメディケイド（Medicaid、連邦政府と州政府が財源を分担して運営）、さらに低所得者層の 19 歳以下の子供に対する CHIP（こども版メディケア）があるが、基本的には、雇用主もしくは個人による民間保険で医療費が支払われる。

民間医療保険が中心だった 2010 年当時、約 4,900 万人もの無保険者がいた。国民の約 16.0％を占め、医療費が払えないために破産する者もいた。そこで、当時のオバマ大統領が医療保険加入の義務化を進め、無保険者の削減に努めた。メディケイドのカバー範囲の拡大、民間医療保険市場の拡大と保険料に対する補助金支出、裕福層に対する民間医療保険加入の義務化などを軸としたオバマケア（Patient Protection and Affordable Care Act：PPACA）を 2010 年に法制化し、2014 年から開始された。その結果、無保険者は 2015 年には約 2,900 万人（9.1％）にまで減少した。その後トランプ大統領がオバマケアの廃止を提案したが、議会で承認されず、継続されている。

健康に問題を生じた場合、まずは救急外来（emergency room: ER）部門、またはプライマリケア医を受診する。ER はアメリカ国内に約 4,500 カ所あり、約 4 万人の救急医が交代制で、24 時間勤務している。

医師はそれぞれのクリニックや病院内のオフィスで外来診療を行う。そして、患者が入院治療を受ける必要が生じた場合には、医師が契約している病院の医療機器や手術室、スタッフなどを借りて医療を行う。ただし、近年では病院が直接に医師を雇用して診療を行うケースも増えている。

2）医学部教育

2020 年現在、医学校として 193 校が登録され、2018 年の医学部卒業生は 25,979 名である[12-5]。

①入学者選抜

アメリカの医学部は、基本的には学士入学制度をとっている。すなわち、他学部で教育を受けて学士号を取得した者が、医学部への入学資格を有する。入学者選抜は、統一試験としての MCAT（Medical College Administration Test）の成績、他学部在籍時の成績、さらに入念な面接による評価に基づいて行われる[12-6]。例として Stanford 大学の入学選抜法を**表 12-1** に示す。

医学部は 4 年制で、卒業時には medical doctor の称号が付与される。なお、従来の 4 年制プログラムに加え、効率よく医師を養成するために 3 年制の教

表 12-1. スタンフォード大学の入学者選抜

- 約7,000名が応募（スタンフォード大学, ハーバード大学, エール大学, ホプキンズ大学, MITなどの出身者が多い）。
- MCAT（およそ30／45以上）＋学業成果（GPA）＋推薦状
- 書類審査で約半数に絞る（点数付けでなく, 可か不可か）
- 約半数について面接：入試担当専任学部長が面接（7月から翌4月までかかる）。個性を尊重し, 多様な学生を受け入れる（パラリンピックメダリスト, 日本人など）。

  入学志願者に対するチェック項目
  - 学業成績
  - 研究・学習活動（第2学位取得者）
  - 知識の深さ, 独自性, 創造能力, ボランティア精神
  - 地域貢献, 医療への参加活動, スポーツ, 芸術, 職業歴
  - 指導力, 独創力, 創造力
  - 旅行経験

育プログラムを採用している医学校もある。たとえば、ニューヨーク大学では2010年から1年間の教育課程を短縮した3年制プログラムを導入している。この場合でも2年間の臨床実習はしっかり確保され、その分臨床実習前教育は1年足らずになっている。

短縮カリキュラムの成果については、学修意欲の高い学生を入学させていることもあり、教育の成果は十分で、卒業生からも、インターン受け入れ先の病院からも評判は上々らしい。実際、卒業後の「マッチング」等をみる限り、卒業生の実績は4年制プログラムに比べて劣っていないと報告されている[12-7, 8]。

②医学教育プログラム

従来のアメリカの医学部教育は、1年次に基礎医学の講義と実習、2年次に臨床医学の講義、そしてUSMLE step1（後述）受験、3～4年次に臨床実習が行われていた。しかし現在では、多くの医学部で統合型カリキュラムが採用され、1～2年次は臓器別に基礎医学と臨床医学を統合した臓器別のブロック制で教育が行われ、2年次の後半から臨床実習が始まる（表12-2, 3）。

ほとんどの卒業生が臨床医になることから、臨床能力を確実に身につけるよう、クリニカル・クラークシップに力点を置いている。教育カリキュラムの例として、ハーバード大学とカリフォルニア大学サンフランシスコ校（University of California, San Diego: UCSD）の例を示す（図12-1, 2）[12-9, 10]。

近年のアメリカ医学部教育の特色として、コンピテンシー基盤型教育、PBLやTBLなどを活用したアクティブラーニング、統合型教育、医療チームに参加するクリニカル・クラークシップなどがあげら れる。

統合型教育は、基礎医学、社会医学と臨床医学を統合して教育するスタイルで、臨床医学を理解するための基礎医学を教育し、一方では臨床医学も基礎医学を土台にした内容になっている。

アクティブラーニングとしては、問題解決基盤型学修（Problem-based Learning: PBL）、チーム基盤型学修（Team-based Learning: TBL）、ケース基盤型学修、反転授業などのactive learningが積極的に取り入れられ、従来型の講義スタイルはできるだけ削減して学生の自主学習を促している。

たとえば、カリフォルニア大学サンフランシスコ校（University of California, San Francisco: UCSF）では、講義は教育プログラムの半分以下に抑えられ、しかも講義内容はWebsiteで配信されるので、必ずしも学生の出席率は高くない。学士である医学生の自主的な学修意欲を前提にした教育で、成果は確実に得られているようだ。

PBLなどのチュートリアル教育を中心にすれば、それだけチューターの人数が必要になる。もちろん教員数は日本よりも多いが、それでも1学年160名程度を20グループほどに分けてチュートリアル教育を行うとなれば、少なくとも同時に20名のチューターが欠かせない。そこで、チューターには退職した教員、子育てを終えた女性医師などのほか、4年次学生をリクルートしている。

4年生は臨床実習で多忙ではあるが、後輩を指導することは自らの学識を高めるのに有益であるとの理由で積極的に参加している。一方、下級生に聞くと、先輩の指導は理解しやすく、かつ先輩に負けまいと必死で勉学に励むとの相乗効果もあるとのこと

表12-2. 1～2年次教育（UCSFの例）

> ➢ 基本構造：器官別統合型（約8週間ずつ）
> 例）心疾患のブロックでは、心臓の解剖、生理、病理、疫学などがcaseに応じてPBL形式で実施。1年生のテュータは4年生！（Teaching is learning）
> ➢ 小人数のアクティブ学習主体。大半はPBLテュートリアルで、講義は50%以下。1グループ8名（19グループ）
> ➢ 講義は最小限。講義をしても学生はほとんど出席しない。講義はWebでみることができる。
> ➢ 基礎医学は減。解剖学も肉眼解剖は少なく、バーチャル。生理学、生化学、薬理学などもPBLの中で行う。
> ➢ PBLはcase-based

表12-3. クラークシップコース（UCSFの例）

> 2年次4月開始：
> 8必修コア・クラークシップ
> 外科(8W)、内科(8W)、産婦(6W)、家庭(6W)、
> 小児(6W)、精神(4W)、神経(4W)、麻酔(2W)
> ±外科専門研修(2W)
> 以上を6～8週ブロックずつ教育病院で実習。教育病院は学生が選択（抽選）。明確な志望あれば適した病院へ。
> 3年次5月開始：
> アドバストコース
> 全学生：内科の4Wサブインターンコース（より患者への責任が重い）、選択制のサブインターンコース
> （外科、ER、小児科等）
> 自由選択診療科もあり、研究活動、海外実習、などもあり

	7月	8月	9月	10月	11月	12月	1月	2月	3月	4月	5月	6月
1年次		医学入門 / PDW I	**基礎医学** 生化学, 細胞生物学, 遺伝学, 発生学, 解剖学, 組織学, 薬理学, 病理学, 免疫学, 微生物学		**生体防御と疾病** 皮膚科学, リウマチ, アレルギー, 免疫学	休暇	**医師としての必須事項** 健康施策, 医療倫理, プロフェッ	**ホメオスターシス I** 心臓循環系, 呼吸器系, 血液学		PDW II / 休暇	**ホメオスターシス II** 消化器系, 腎, 内分泌系, 生殖器系	
		医療手技（医療面接, 身体診察, 臨床推論, プレゼンテーション技能）					**医療手技**（医療面接, 身体診察, 臨床推論, プレゼンテーション技能）			**医療手技**（医療面接, 身体診察, 臨床推論, プレゼンテーション）		
2年次	**精神, 脳, 行動** 神経科学 精神病理学 / 医療手技	**臨床医学入門** 臨床手技/OSCE, 画像診断, 臨床疫学, 医療倫理, 病棟演習, 嗜癖, 人間の発達	**コア・クラークシップ**（内科, 神経内科, 産婦人科, 小児科, プライマリケア, 精神科, 放射線科, 外科）			休暇	**コア・クラークシップ**			休暇	**コア・クラークシップ**	
3年次	**コア・クラークシップ**		**選択臨床実習, 研究活動** 高度統合科学コース / 必須事項 II			休暇	**選択臨床実習, 研究活動** 高度統合科学コース / 必須事項 II			休暇	**選択臨床実習, 研究活動**	
			USMLE準備（step 1）									
4年次	**選択臨床実習, 研究活動** 高度統合科学コース / 必須事項 II					休暇	**選択臨床実習, 研究活動** 高度統合科学コース / 必須事項 II		クラークシ	**選択臨床実習, 研究活動** ップ総括		
		USMLE準備（step2）										

脚注：　PDW (Professional Development Week)：試験, フィードバック, 振り返り, 知識確認, 個々の学生の学修計画

図 12-1.　ハーバード大学医学部カリキュラム（https://meded.hms.harvard.edu/files/hms-med-ed/files/pathways_curriculm_map.pdf）

	夏	秋	冬	春
1年次	選択早期コース	**人の健康と疾病** 医学入門, 心臓血管系 I, 呼吸器系 I, 消化器系&栄養学	腎 I, 筋骨格系, 精神・脳・行動 I	内分泌・生殖・代謝 I, 免疫学・血液学, 微生物学
		臨床医学入門：PBL, 医療手技, 救急医療実習		
2年次	人の健康と疾病	**人の健康と疾病** 臨床腫瘍学, 疫学, 生物統計学, 医療情報, 関節炎, リウマチ, 皮膚科, 消化器疾患, 内分泌・生殖・代謝 II, 心臓血管系 II	精神・脳・行動 II, 呼吸器系 II, 腎 II	多臓器疾患 統合症例 / 総括 USMLEstep 1 準備 / 臨床実習 準備
		臨床医学入門：PBL, 医療手技, 救急医療実習		
3年次		**コア・クリニカルクラークシップ：** 内科（12週）, 外科（8週）, 小児科（8週）, 産科（6週）, 精神科（6週） 神経内科（4週）, プライマリケア（外科ローテーション時を除き, 通年で週1回）, 選択診療科（2週, うち一週は外科または外科関連）		
4年次	直接患者診療クラークシップ（12週：病棟, 外来, プライマリケア） の選択診療科（12週）, 2か月の追加選択実習 の研究プロジェクト仕上げ		他 実地診療 個別 準備 （4週）	臨床研修への準備（4週） 4年次の総括

図 12-2.　UCSD カリキュラム（https://medschool.ucsd.edu/education/undergrad/curriculum/Pages/Core-Curriculum.aspx）

である。つまり、アメリカ人に特有なライバル意識をうまく活用したスタイルだ。

臨床実習は診療参加型のクリニカル・クラークシップとして実施され、指導医がレジデントを、レジデントがインターンを、インターンが学生を教えるという、いわゆる"屋根瓦"式が実践されている。内科、外科などの主要な診療科では十分な実習期間を設け、学生は実践的な実習を行っている。

一方、臨床医学の修得が中心ではあるが、学生の研究マインド涵養にも力を注いでいる。MD-PhDコースが制度化されている医学部もあり、他分野の研究を志す学生に支援を行っている。たとえば、Stanford 大学では、1学年定員 86 名（2008 年当時）のうち、7 ～ 8 年かかる MD-PhD コースにも 12 名ほどが進み、38 名ほどの学生が卒業時に複数の学位を取得している[12-6]。

3) アメリカの卒後教育

①医師国家試験

医学部を卒業して医師になるには、医師国家試験に合格し、州の医師免許を取得することが要件になる。

医師国家試験は、医事審議会連合（Federation of State Medical Boards：FSMB）と国立医学試験審議会（National Board of Medical Examiners：NBME）（**写真 12-1**）が主管する合衆国医師免許試験（United States Medical Licensing Examination：USMLE）が相当する。試験問題は、各医学部から委員が自主的に集まって作成している。

USMLE には、Step 1、Step 2（Clinical Knowledge：CK、Clinical Skills：CS）、STEP3 と呼ばれる 3 段階の形式からなっている[12-11, 12]。

Step1 は、解剖学、生理学、生化学、薬理学、病理学、微生物学等の基礎医学分野から出題され、医学部 2 年次の終わりに受験するのが一般的である。Step 2CK は内科学、外科学、小児科学、産婦人科学、公衆衛生、精神医学等に関する臨床知識を、Step2CS は臨床技能を評価する試験で、医学部 4 年次に受験する場合が多い。Step 3 はレンジデンシー 1 年目の最後に受験する場合が多く、医療の実践に関わる評価が目的である。USMLE の合格者は、各州の医事当局（State Medical Board）に申請し、医師免許を取得できる。

なお、Step2CS は、受験生毎に 12 パターンの症例シナリオについて標準模擬患者（standardized patients: SPs）を相手に、医療面接と身体診察を行い、診断・鑑別診断、検査計画、治療計画を立て、臨床能力が評価される試験で、アメリカ国内の 5 試験会場で実施されていた（**写真 12-2**）。しかし、COVID-19 の影響を受けて、感染防止の観点から 2020 年に CS は中断され、臨床能力の評価は各医学部に委ねられることとして 2021 年 1 月に廃止された[12-13]。

医学部の卒業生は、「マッチング」制度によって選定される病院で研修を受けるが、研修先の選定は USMLE の成績に左右される。このため、医学生は合否だけでなく、好成績を修めることが求められる。

②卒後教育

i) インターンシップ

研修病院における臨床研修の 1 年目を Internship（インターンシップ）と呼び、主要診療科を一通りローテーションして研修を行う。

ii) レジデンシー

インターン修了者は、各診療科毎に研修期間の異なる Residency（レジデンシー）と呼ばれるプログラムで各診療科それぞれ 3 ～ 6 年の研修が行われる。研修後に、認定試験（Board Certification Examination）に合格すると、「一般内科医」「一般外科専門医」等の称号が与えられ、一般的な医師としての活動を行うことができる。

iii) フェローシップ

その後は専門医研修としてのフェローシップ（Fellowship）で各科 3 ～ 10 年の研修を行う。そして、専門科認定試験（Subspeciality Board Certification

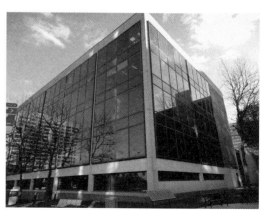

写真 12-1. NBME 本部

写真 12-2. ECFMG と USMLE step2 CS 会場のあるビル（フィラデルフィア）

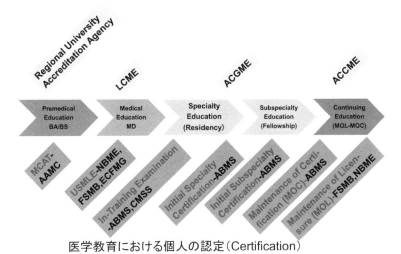

医学教育における個人の認定（Certification）

図 12-3. 卒前・卒後教育プログラムの認証（Accreditation）

Examination）に合格すると「循環器内科専門医」等の称号が与えられ、高度な専門医療行為を行うことができる。それぞれの専門医認定機構の協議会として、American Board of Medical Specialties（ABMS）がある。

図 12-3 にアメリカの卒前・卒後教育プログラムの認証（Accreditation）と、個人の認定（Certification）に関わる組織を示す。これで見る限り、アメリカでは卒前から卒後までシームレスな教育が行われていると考えられる。

4) 医学部訪問

アメリカでは 6 校の医学部を訪問し、それぞれの特徴的な教育を視察した[12-14-17]。訪問順に記述する。

①ハーバード大学

ハーバード大学は、クアクアレリ・シモンズ（QS）社の世界大学ランキング 2022 で第 5 位にランクされる名門校である[12-18]。1636 年に創設され、1639 年には、ジョン・ハーバード牧師が寄贈した財産と蔵書をもとにカレッジとしての活動が本格的に始まり、Harvard College と呼ばれた。1782 年には医学部が設置され、以来、Harvard University となっている。

マサチューセッツ州ケンブリッジにあるハーバード大学本部構内には、John Harvard 像が鎮座している（**写真 12-3**）。数学、生物学、経済学、工学な

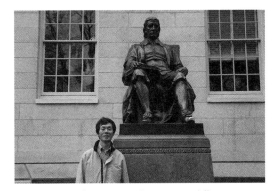

写真 12-3. John Harvard 像

ど 41 専攻に、医学、法律学などの 12 の専門職大学院がある。23,731 人の学生が学んでいる世界屈指の大規模大学である。

ハーバード大学医学部は本部と離れたボストンにある[12-19]。医学部の使命は、"To nurture a diverse, inclusive community dedicated to alleviating suffering and improving health and well-being for all through excellence in teaching and learning, discovery and scholarship, and service and leadership." となっており、医師養成の先端を走る気概が感じられる。11,000 人以上の教員が教育を担当し、Massachusetts 総合病院（MGH）、Brigham and Women's 病院、Beth Israel Deaconess 医療センター、Boston 小児病院などの教育病院や、Dana-Farber 癌センター、Joslin 糖尿病センターを始めとする研究所や専門施設など 15 施設と連携して教

育、研究活動を展開している。

　教育課程は、前臨床教育、12 カ月のコア診療科クラークシップを含む主要臨床実習（the principal clinical experience: PCE）、そして選択診療科実習や研究活動を含む PCE 後教育の 3 相からなり、毎年約 135 名の学生が学んでいる。

　ハーバード大学では、診療参加型臨床実習、基礎医学 - 臨床医学の統合型教育、Problem Based Learning（PBL）、シミュレーション教育などが特色である。とりわけ統合型教育は日本の医学部教育を改善する上で参考になると思われる（**写真 12-4**）。

　150 名近くの学生を 3 つの講義室に分割し、それぞれの部屋で基礎医学と臨床医学の教員が、掛け合い漫才のように、病態の基礎と臨床徴候をそれぞれ解説しつつ講義を進行する。血管炎では疼痛を伴うと臨床教員が説明すれば、疼痛がなぜ起きるのか病態生理を基礎医学教員が説明するという具合だ。次から次へとトピックスが展開され、学生からの質疑応答も含める。3 つの部屋で同時進行なので、1 つの講義に 6 人の教員が参加するという贅沢さであるが、学生には好評である。

　シミュレーション教育では、高機能シミュレーターを使用して、指導医のもとで急性心筋梗塞患者の対応など、実践的なトレーニングが行われる（**写真 12-5**）。

②トーマス・ジェファーソン大学

　トーマス・ジェファーソン大学（Thomas Jefferson University: TJU）はペンシルベニア州フィラデルフィアのセンターシティにある私立大学で

ある。Sidney Kimmel Medical College、College of Health Professions、College of Life Sciences、College of Nursing、College of Pharmacy、College of Population Health、College of Rehabilitation Sciences などから構成される医療系が中心であるが、College of Architecture & The Built Environment、College of Humanities & Sciences や Kanbar College of Design Engineering & Commerce もある[12-20]。

　医学部は 1824 年に創設され、31,000 人を超える卒業生が輩出されている。Sidney Kimmel が Thomas Jefferson 大学に 1 億 1,000 万ドルを寄付し、医学部である Jefferson Medical College は、彼の名を冠して Sidney Kimmel Medical College（SKMC）と改称されている。

　SKMC の使命は、明日の医療、研究をリードする人材の養成にあり、優秀な医師になるべく毎年 10,000 人もが入学を希望してくる。応募者からは MCAT 成績、出身学部での学業成績、面接結果などを経て、入学者は 272 名前後に絞られている。

　カリキュラムは 3 相から構成され、4 年間で教育される。

・第 1 相（Phase 1）21 カ月

　医学の基盤形成（Foundations）の期間として、基礎医学と基本的な臨床医学教育が行われる。臨床医学の実践に必要な知識、技能の修得が目的とされ、少人数での症例検討、チーム基盤型学修（Team-based learning: TBL）、講義、実習などで教育が行われる。能動的学修を推進し、自習期間も設定され

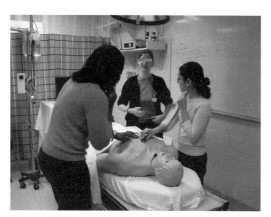

写真 12-4．シミュレーション教育

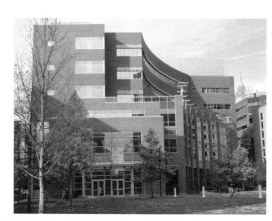

写真 12-5．医学教育に特化した Dorrance H. Hamilton Building

て、問題解決能力の涵養などに力点を置いている。第1相の終了後には8週間の自由な期間があり、休暇のほか、研究活動や海外留学などに当てられ、USMLEstep1受験の準備期間にもなっている。

・第2相（Phase 2）12カ月

　2年次春から始まるクリニカル・クラークシップの期間で、内科、外科、精神科、産婦人科、家庭医療／総合診療など主要な診療科が4つに組まれて、各12週間でローテーションする。臨床実習は、地域の多くの教育病院で行われる。なお、研究活動や人文科学教育も並行して行われる。

・第3相（Phase3）12カ月

　選択期間で、学生は比較的自由に基礎医学研究、臨床実習など、将来のキャリアに合わせて学修する。また、USMLEstep2の受験準備にも当てられる。

　キャンパス内には医学教育に特化した6階建てのDorrance H. Hamilton Buildingがある（**写真12-6**）。立派なシミュレーション施設がワンフロアを占め、学生の臨床技能実習に活発に利用されている。救命処置や手術場等のシミュレーターは当然整備されているが、患者が退院した後の生活を再現する部屋もあり、ここでは整形外科患者等のシミュレーション教育までもが行われる（**写真12-7**）。

③ネバダ大学医学部

　ネバダ大学はネバダ州リノ市内の閑静な土地に佇む（**写真12-8**）。1969年にネバダ州唯一の医学部として設置され、3,500名以上の卒業生を輩出してきた[12-21]。少人数教育を実践し、生涯を通じて学び続けることのできる臨床医の養成を使命とし、リーダ

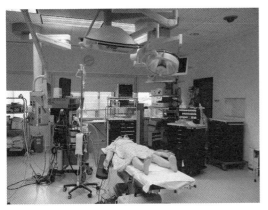

写真12-6. シミュレーション教育センター

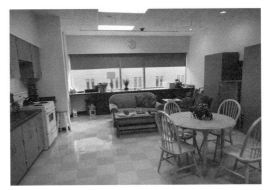

写真12-7. 退院後に自宅でのリハビリ訓練を想定したシミュレーション用の部屋

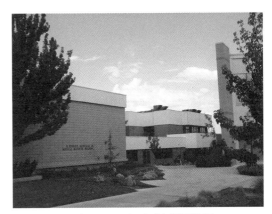

写真12-8. ネバダ大学医学部

ーシップ能力、コミュニケーション能力、チームワーク能力の涵養に重点を置いている。

　1学年の定員は120名で、250～300名ほどの志願者に対し、出身学部での学業成績、MCAT成績、推薦状によって一次選抜された後、面接による二次選抜で入学が決定される。面接は2名の専門官が約3カ月かけて入念に行われる。入学者はネバダ州出身が約90％で、地域に根ざしている。

　教育理念として、臨床教育の早期導入、小人数グループ教育、基礎医学研究を掲げ、基礎医学に基づく臨床推論能力、臨床思考、臨床教育、生涯学修能力の涵養を重視して、健康維持・増進に貢献できる優れた臨床医の養成を目指している。教育方法では、少人数グループ学修、e-Learningを使った自主学習、標準模擬患者（Standardized patients：SPs）を活用した臨床実習、基礎-臨床統合型教育、シミュレーション教育などに特色がある。

　カリキュラム構造は他の大学医学部とほぼ同様で、3、4年次はクリニカル・クラークシップが実

施される。クリニカル・クラークシップはリノ市内の3市中病院とクリニック、さらにラスベガスにある大学病院で実施される。カリキュラムの立案には学生が参加し、教員だけでなく、学生の立場からも理想的なカリキュラムの構築を目指している。

シミュレーション教育では、たとえば、あらかじめ用意された急性心筋梗塞患者のシナリオに沿って、心肺機能が設定されたマネキンを相手に、学生が「痛みはありますか？」などと声をかけ、診察して、酸素や昇圧剤などを投与する（写真12-9）。人形は声を発しないが、代わって「ウー」とか「アー」とか、「痛い、痛いっ」など、マジックミラー越しに教員が迫真の演技で患者を模して呻き声を出す（写真12-10）。臨場感あふれる実習で、欧米諸外国の多くの医学部で採用されている教育技法だ。

シミュレーション教育センターには、専任の教員と技師が配置されており、学生の医療面接、診察、治療について教育するとともに、学生の能力につい

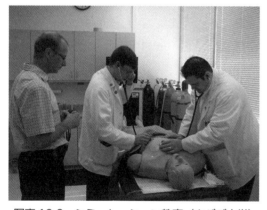

写真12-9. シミュレーション教育（ネバダ大学）

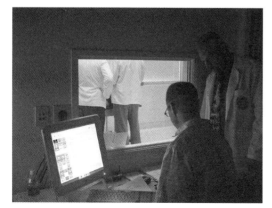

写真12-10. シミュレーション教育（指導医がシナリオに沿って患者役で発声）

ての評価も受けている。臨床技能訓練だけでなく、生理学などの実習にも応用されている。さらに、患者役が電話で相談し、学生が受け答えするという実習もあり、地域医療の実践に役立てている。

シミュレーション実習に使われるシナリオは7名の教員が共同で作成し、4年毎に更新される。

SPsは、役者、退職した教師や看護師など50名ほどが登録されている。養成プログラムに則って指導を受け、シナリオについて4時間の訓練を受けた後、シミュレーション教育やOSCEに臨む。

臨床技能についての評価は、1年次はSPsを対象にした医療面接技法で評価され、2年次は8課題の症例問題について、チェックリストによる主観的評価が行われる。3年次は問題解決能力が評価される。

④カリフォルニア大学サンディエゴ校（University of California San Diego: UCSD）

USCDはサンディエゴ中心部からは車で20分ほど走ったLA JOLLAにある（写真12-11, 12）。緑の多い広大なキャンパスには、ちょうど新入生が車座になってオリエンテーションを受けていた（写真12-13）。これほどにも"車座"という表現がピッタリ当てはまるものは他にはないだろう。学生達もリラックスして意見を交換しているようであった。

UCSDは1968年に創立された地域随一の医学部として、医学研究、患者ケア、教育に貢献できる有能な人材の養成を目指し、これまで3,000人以上の卒業生を輩出している[12-22]。卒業生の大半は臨床医となり、約10％は総合診療医、約25％が内科医、

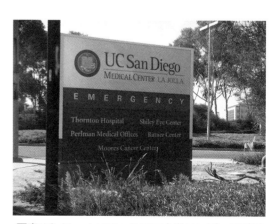

写真12-11. カリフォルニア大学サンディエゴ校医学部

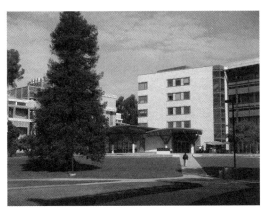

写真 12-12. UCSD 医学部

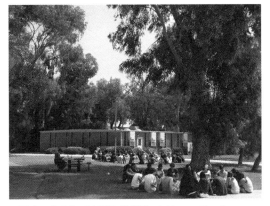

写真 12-13. UCSD 入学生オリエンテーション

約5%が精神科医、その他となっている。州立の医学部で、州政府からの支出金326,000,000USドルと寄付金によって運営されている。

教員は1,700名を超え、1学年定員は134名である。多彩な人材を求めており、全米各地、さらにアジア、ヨーロッパ、カリブ海諸国などからの入学生がいる。入学者選抜は他の医学部と同様に、MCAT成績（45点満点中平均33点）、出身大学の学業成績、推薦書、本人の申請書で一次選抜が行われ、その後2名の面接者によって1時間かけた面接が行われ、最終的には委員会で決定される。おおむね505名ほどの志願者が一次選抜で300名ほどに絞り込まれ、最終的には面接で決定される。

医学部に入学する前の学士課程としての出身大学は、UCLAが22名、UCSDが20名、カリフォルニア大学バークレイ校13校、カリフォルニア大学デービス校8名など、カリフォルニア州の大学からの進学が多いが、そのほかにも全米各地から入学している（2019年実績）。カリフォルニア州出身者の

学費は年額で23,000USドルであるが、それ以外の学生は35,000USドル（2008年当時）である。理科系出身者が80%ほど、残り20%ほどは文化系出身者が入学してきている（表12-1）。入学者のうち男性が42%、女性が58%で、入学時の平均年齢は24歳である。

クリニカル・クラークシップの教育病院には、大学病院としてのThorton病院（200床規模）、Main病院（Hillcrest）、退役軍人病院（VA）、小児病院、海軍病院などがあり、学生が医療チームの一員として活き活きと診療活動に取り組んでいる。大学病院は開放感にあふれて明るく、バックグランド音楽も流されるなど、患者が快適に診療を受けられるように環境が整備されている。

UCSDの教育でとくに印象に残ったのが、基礎医学と臨床医学の"統合型"教育である（図12-2）。たとえば、感染症学の教育では、微生物学と感染症科の教員が担当している。また、呼吸器内科学では、呼吸生理学と閉塞性肺疾患が統合して教育されている。教育法としては、少人数グループでのPBLが中心になっている。

学生の評価については、1、2年次はMCQsと論述形式の筆記試験、3、4年次は客観的臨床能力試験（OSCE）と筆記試験が課されている。USMLE step1は2年終了時に受験するが、約5%は不合格となって再試験が課され、合格しなければ留年になってしまう。3回不合格になると退学の憂き目にあう。卒業時にはUSMLE step2受験が必須で、約3%が不合格となって再試験を受けなければならない。USMLE step2も3回までしか受験することができない。もっとも、脱落する学生はまれ（～1%）で、20%ほどの文科系出身学生もほとんど脱落していない。

⑤カリフォルニア大学サンフランシスコ校（UCSF）

カリフォルニア大学サンフランシスコ校（University of California, San Francisco: UCSF）は1864年に起源をもつ州立大学医学部である[12-23]。1849年、ゴールドラッシュでカリフォルニアに来た外科医Hugh Tolandは外科医療を行い、1864年に私立の医学校を創設した。その後UCSFは発展を遂げ、190校以上あるアメリカでも、先頭を走る

有数の医学部と言って良い。

　医学部と大学附属病院は立派な施設が整っている（**写真 12-14**）、大学病院は全米トップ 10 の病院にランクされ、とくに神経内科、神経外科領域では全米屈指とも称されている。ノーベル賞受賞者も 5 名輩出している。サンフランシスコ市内の Parnassus Heights、Mission Bay、Mount Zion、Laurel Heights などにキャンパスがあり、さらに UCSF Benioff 小児病院（Oakland）、San Francisco VA 医療センターなどの多数の施設や研究機関などとの連携を図っている。

　地域住民の健康を守り、疾病を治療できる 21 世紀の医師に相応しいコンピテンシーを教育することが使命になっている。卒業時までに修得しておくべきコンピテンシーとして、①患者ケア、②医学知識、③実践に基づく学修、④コミュニケーションスキル、⑤プロフェッショナリズム、⑥系統立てた医療実践、⑦多職種連携が掲げられている。患者の人権を守ることは、医師のプロフェッショナリズムとして重要な基本事項であり、UCSF 医学部の入り口付近にしっかりと心構えが刻み込まれて、学生の目に触れさせている（**写真 12-15**）。

　従来のアメリカの医学部教育は、4 年間のうち、2 年間は基礎医学教育と、それに続く臨床医学教育が行われ、医師国家試験 USMLE step 1 受験後に 2 年間のクリニカル・クラークシップが実施されてきた。しかし、臨床医としての技能を確実に磨くには 2 年間の臨床実習だけでは不十分であるとの意見が大勢を占め、UCSF を始め、現在では多くの医学部で 2 年以上の期間を臨床実習に充てている。大雑把に言って 80 週以上が臨床実習で、大学附属病院だけでなく、学外の教育病院で臨床実習を受ける仕組みになっている。

　臨床実習期間が延長されるにつれ、臨床実習前の教育が課題になる。これを解決するために、従来 2 年間かけて教育してきた基礎医学と臨床医学を垂直統合し、器官ごと、たとえば、循環器、消化器などの臓器別に、解剖学、生理学、生化学、病理学、内科学、外科学、小児科学などが各 8 週間単位の中で併せて教育する形式がとられている（**表 12-2**）。いわゆる「基礎医学のための基礎医学教育」でなく、臨床医学を応用するための基礎医学教育が行われる。また、臨床医学を学ぶ上でも、常に基礎医学が土台になる。よく生化学が学生にとっては難解との声を聞くが、たとえば、内分泌・代謝疾患を理解するために、生化学の知識が必須であると言えば、学生は納得して理解できる。

　UCSF においても、臨床実習はクラークシップとして、2 年以上かけて行われる（**表 12-3**）。

　教育技法は、講義はわずかしかなく、問題解決基盤型学修 Problem-based learning: PBL やチーム基盤型学修 Team-based learning: TBL が主体になっている。PBL を重視すれば、多くのチューターが必要になる。UCSF の一学年は 160 名ほどなので、一グループの学生数が 8 名としても、合計 20 名のチューターが必須になる。このため、1 年生のグループのチューターは、4 年生が担当している。

　臨床技能を高めるには、実際の患者に接する前に、シミュレーターを使ったトレーニングが必要になる。UCSF にも立派なシミュレーション教育センターが整えられて高機能のシミュレーターが設置さ

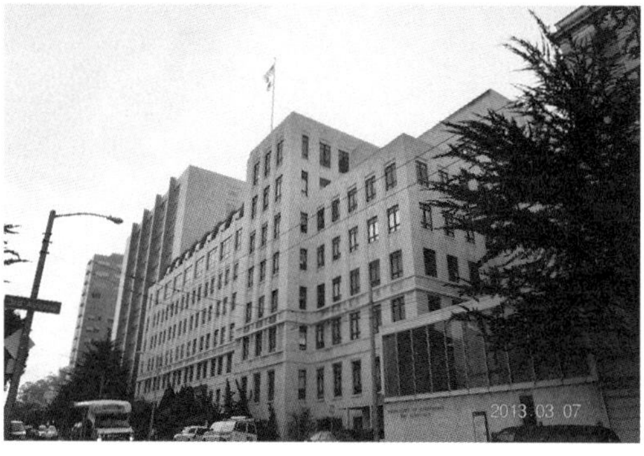

写真 12-14. カリフォルニア大学サンフランシスコ校（UCSF）医学部

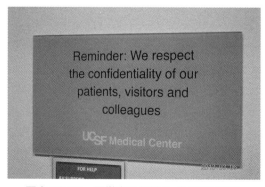

写真 12-15. 医学生の心構え（UCSF 構内）

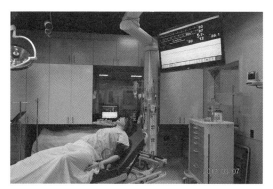

写真 12-16. シミュレーション教育設備

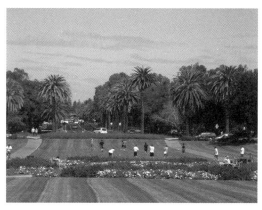

写真 12-18. スタンフォード大学キャンパス

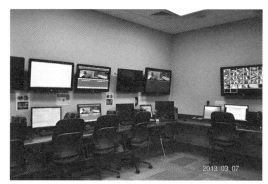

写真 12-17. シミュレーション実習コントロール室
(UCSF)

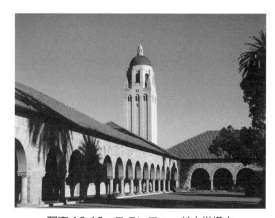

写真 12-19. スタンフォード大学構内

れ、シミュレーション実習の模様は中央のコントロール室でしっかりモニターされている（**写真 12-16, 17**）。

⑥スタンフォード大学

2022 年大学世界ランキングで第 3 位を誇るスタンフォード大学（2021 年は第 2 位）[12-18] は、サンフランシスコ市内から約 60km 南東にあるシリコンバレーの中心にある [12-24]。当時のカリフォルニア州知事で、かつ大陸横断鉄道のセントラルパシフィック鉄道創業者だったリーランド・スタンフォードによって 1891 年に創立された。大学自体はおよそ 993 万坪もあり、広いキャンパスには、スタジアム、広場、教会などがあり、学業に励むには最適の環境にある（**写真 12-18, 19**）。

大学のモットーは "Die Luft der Freiheit weht" とドイツ語で書かれ、人種、性別、民族や宗教などを問わずに、優秀な人材を集め、教養があり、かつ社会に役に立つ人材を養成することを使命にしている。

入学者選抜では、一学年 80 名定員に対して約 4,000 名が応募してくる。MCAT の成績が重視されるが、それよりも建学の精神に則り、多彩なバックグランドを持ち、motivation の高い学生を選抜する方針になっている。試験成績には現れない人間性や motivation などを面接で確認することが重視されている。入学者選抜専任の副医学部長がおり、書類選考で絞り込んだ志願者を訪ね歩き、面談して人物評価する。そして志願者から 400 名ほどに絞り込み、その上で医学部教員が面接して入学者を決定する仕組みになっている。

教育プログラムは 4 年間であるが、4 年間で卒業する学生はほんの 1/3 程度に過ぎず、およそ 2/3 は最低でも 5 年間在籍している。それは決して留年者が多いというのではなく、医学部在学中に工学部や経済学部などに行き、学識の幅を広げるのが目的になっている。実際、多くの学生が卒業時に複数の学位を取得している（**図 12-4**）。履修に 7 〜 8 年かかる MD-PhD コースにも 12 名ほどが参加しており、

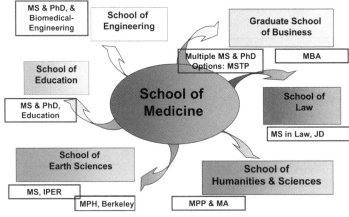

図 12-4. スタンフォード大学の複数学位取得

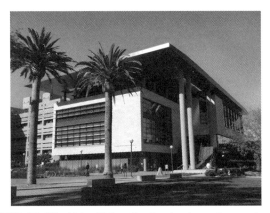

写真 12-20. Li ka Shing Center for Learning and Knowledge

研究の実績を上げている。

　医学部教育専用の建物として、Li ka Shing（李嘉誠）教育センターがある（**写真 12-20**）。Li ka Shing 教育センターは香港の財閥である李嘉誠から多額の寄付を受けて建てられた。講義室、チュートリアル室、シミュレーションセンターなど、学生が学びやすい環境になっている。シミュレーションセンターはほぼ 2,000 平方メートルで、設備も十分に整っている。さらに、ペントハウスには学生専用のジム、ホッケーゲーム機器、PC ルームなど、娯楽施設がふんだんに整っている。この辺りは自由を尊ぶ大学ならでの配慮かもしれない。

■参考文献

12-1）アメリカ合衆国基礎データ　https://www.mofa.go.jp/mofaj/area/usa/data.html

12-2）OECD データ　https://data.oecd.org/healthres

12-3）日本医師会・民間病院アメリカ医療・福祉調査団報告書：ダイアナミックに変化するアメリカ医療ーオバマケアの成果とトランプ後の行方。医療法人博仁会、2017.

12-4）海外の医療制度③アメリカ https://note.com/emi425/n/na338d52a6ee8

12-5）World Directory of Medical Schools. https://search.wdoms.org/

12-6）奈良信雄：日本におけるメディカルスクール制度の導入課題の検討も含めた医師養成制度の国際比較と学士編入学の評価に関する調査研究。文部科学省先導的大学改革推進委託事業報告、2009.

12-7）Cangiarella J, Cohen E, Rivera R, et al.: Evolution of an Accelerated 3-Year Pathway to the MD Degree: The Experience of New York University Grossman School of Medicine. *Academic Medicine* 2020; 95（4）: 534-9.

12-8）Shou Ling L, Colleen G, Betsy J, et al.: Accelerated 3-Year MD Pathway Programs: Graduates' Perspectives on Education Quality, the Learning Environment, Residency Readiness, Debt, Burnout, and Career Plans. *Academic Medicine*.2022; 97（2）: 254-61.

12-9）https://meded.hms.harvard.edu/files/hms-med-ed/files/pathways_curriculum_map.pdf

12-10）https://medschool.ucsd.edu/education/undergrad/curriculum/Pages/Core-Curriculum.aspx.

12-11）https://www.usmle.org/

12-12）鈴木利哉、奈良信雄：米国医師国家試験 USMLE における臨床能力評価。医学教育 2012; 43：21-6.

12-13）https://www.usmle.org/announcements/?ContentId=309、https://www.ama-assn.org/residents-students/usmle/usmle-step-2-cs-canceled-what-it-means-medical-students.

12-14）奈良信雄：世界の医学部を巡って（16）アメリカ合衆国、モダンメディア 2021; 67:506-516.

12-15）奈良信雄：世界の医学部を巡って（17）アメリカ合衆国、モダンメディア 2022; 68: 53-60.

12-16）奈良信雄：世界の医学部を巡って（18）アメリカ合衆国、モダンメディア 2022; 68: 96-102..

12-17）奈良信雄：世界の医学部を巡って（19）アメリカ合衆国、モダンメディア 2022; 68: 126-35

12-18）https://www.topuniversities.com/university-rankings/world-university-rankings/2022

12-19) https://hms.harvard.edu/

12-20) https://www.jefferson.edu/

12-21) https://med.unr.edu/

12-22) https://ucsd.edu/

12-23) https://www.ucsf.edu/

12-24) https://www.stanford.edu/

13 カナダ

カナダはロシアに次ぐ広大な国土面積を有し、日本の約27倍という998.5万平方キロメートルの土地に、人口が約3,788万人（2020年現在）である[13-1]。

カナダは、隣国のアメリカと協調しつつも、カナダの国情に合わせ、独自の医学教育、医療体制を築いている（**図13-1**）。実践的な医療を行うために臨床実習を充実させ、広大な土地での医療をカバーするために総合的に診療ができる家庭医を積極的に養成している。国家試験は、医師に求められる知識を医学部卒業時に測定するコンピュータ試験（Computer Based Testing: CBT）と、2年間の研修後に臨床技能・態度を評価する客観的臨床能力試験（Objective Structured Clinical Examination: OSCE）の2部構成になっている。

カナダの医療では、わが国で課題になっている地域偏在と診療科偏在に対する対策が実施されており、参考になる点が多い[13-2]。

1）医療制度

医師数は約100,845人（2018年現在）で、人口10万人当たりの医師数は約272名(2018年現在)で、日本の約249名よりも多い[13-3]。男性医師は55,924人（65歳以上は10,853人）、女性医師は44,921人（65歳以上は2,699人）で、総合医は49,020名である。病院数は715で、病床数が94,673になっている。1972年以降、全州が均質な公的病院・医療保険制度を導入し、実質的な国民皆保険制度になっている。

2）医学部教育

医学部は17校あり、すべてが州立である[13-4]。1学年の定員は概ね90～250名で、最近10年間で定員をほぼ40％増加させている。

医学部教育期間は多くの医学部が4年制で、アメリカと同様に他学部を卒業した学士を受け入れる学士入学制度をとっている。もっとも、McMaster大学やCalgary大学などは3年制を敷いている。それでも医学教育に130週以上を必須とするアメリカ医学教育連絡調整委員会（Liason Committe on Medical Education: LCME）[13-5]の基準を満たすべく、休暇がほとんどない状態で教育が行われている。

また、一部に5年制の医学部もあり、この場合には高校卒業者を50％程度受け入れている。高卒者の場合、高卒までの初中等教育の学修期間は11年で、その後に2年間のJunior Collegeで学修してから医学部へ進学するケースが多い。このため、医師になるための教育期間自体には大きな差異がない。

医学部教育は教育省が、病院運営は保健省が管轄している。ただし、後述するように卒前、卒後教育には一貫性があり、シームレスな医師養成システムになっている。

医学部における教育は、カナダ医学評議会（Medical Council of Canada: MCC）が提唱してい

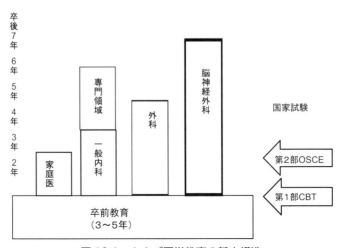

図13-1. カナダ医学教育の基本構造

る学修目標（Objectives）に沿って行われている[13-6]。学修目標は、すべての領域について学生が修得しておくべき事項が網羅され、かつ医学部での学生評価や医師国家試験の出題範囲ともなっており、学生が学修しやすいように工夫されている。

カナダの医学部教育で特筆すべきは、臨床技能教育を行うクリニカル・クラークシップに重点をおいている点である。人口10万人あたりの医師数がわが国とほぼ同等であるにもかかわらず、日本の27倍ほどもある広大な土地をカバーするには、地域医療の充実、それもあらゆる診療科をカバーできる医師を養成するのはむしろ必須であろう。臨床研修期間中に地域での研修を義務化したり、家庭医になるためのコースも設定されている。

① マギル大学

ケベック州モントリオールにあるMcGill大学は、1821年創立の総合大学で、世界大学ランキング2021で世界31位である[13-7]。医学部のほか、歯学部、工学部、法学部、経営学部、理学部、音楽院、教養学部、教育学部、農学・環境学部、神学部等21学部があり、学部生は約24,000人、大学院生が約7,600人と規模が大きい。

医学部定員は、1学年185名で、最近20年間で100名から増員されている。医学部への応募者は約4,000人（学士が多い）で、他学部在籍時の成績平均点（Grading point average: GPA）（ほぼ3.8以上）によってまず400名ほどに一次選抜され、面接、口頭試験で入学者が決定される。

学費は1年次に4,732カナダドル、2年次3,613カナダドル、3年次3,880カナダドル、4年次2,168カナダドルで、日本の国立大学法人よりも低額である。

教育カリキュラムはMCCが定めた学修目標を網羅している。そして、昨今の医学の進歩、医療の変化等に対応すべく、2013年からは新カリキュラムが導入されている[13-8]。

新カリキュラム（図13-2）では、通年の家庭医療教育（家庭医の診療所での臨床実習）、統合型クリニカル・クラークシップ、公衆衛生学履修の充実、などに特色がある。また、1年～4年次を通じて、医師としてあるべき姿勢を教育するPhysicianship

教育が縦断的に行われている（表13-1）。

クラークシップでは、Royal Victoria病院やモントリオール小児病院などの関連教育病院において、実践的な屋根瓦形式でトレーニングされる（写真13-1、2）。学生は医療チームに正式メンバーとして参加し、入院患者を診察し、レジデント、指導医と議論しながら診療にあたる。早朝のカンファレンスでも学生が症例を提示し、教授以下スタッフと症例について議論を交わしている。

学生の評価では、第1～2学年ではブロックが終了する毎に学修目標の達成についてR&E（review and evaluation）で評価される。クリニカル・クラークシップでは、クラークシップの最終日に、実習内容の評価に加え、筆記試験、OSCE、口頭試問が行われる。たとえば、内科では約60%が臨床実習内容についての評価で、指導医、研修医が評価する。約30%は筆記試験、約10%は口頭試験での評価になる。

マギル大学は先進的な医学教育が行われ、国際的にも先頭を走っている。これは錚々たる医学教育専門家が多数在籍する立派な医学教育研究センターが設置され、絶えず医学教育の改革を目指した研究が行われていることによると考えられる（写真13-3、4）。

②トロント大学

トロント大学は1827年に創立されたカナダ屈指の大学で、2021年世界大学ランキングによると、世界25位とトップクラスにある[13-7]。学部は300以上、大学院は80以上を数え、8万人を超える学生が学んでいる。インスリンの発見で有名なバンティング、ベストを始め、10名以上のノーベル賞受賞者を輩出している。大学構内にはHart Houseなどの歴史ゆかしき建物に、新しいビルが建っており、緑の多い、広いキャンパスで学生がノビノビと学修できる環境になっている（写真13-5）。

トロント大学の教育病院としてはトロント総合病院（Toronto General Hospital: TGH）などがあり、オンタリオ癌研究所などの有名な研究施設もある。オンタリオ癌研究所には多能性造血幹細胞の存在を発見したマッカロー教授（故人）がかつて在籍し、血液学研究を国際的にリードした（写真13-6）。筆

マギル大学医学部カリキュラム（2021年）

	7月	8月	9月	10月	11月	12月	1月	2月	3月	4月	5月	6月
第1期		オリエンテーション	\<基礎医学教育課程1\> 分子生物学（5週間）	呼吸学（4週間）	循環学（6週間）	試験／休暇	腎臓学（4週間）	消化、代謝学（5週間）	試験／自習	生体防御学（4週間）	感染学（4週間）	運動学（4週間）／試験／休暇

第1期 併行トラック：
- 研究基礎1
- 家庭医療体験実習
- 医師体験実習1
- 臨床手法1
- Physicianship（医師としての心構え）：医師体験実習1
- 医療チーム内でのコミュニケーション
- 医療チームにおける医療スタッフの役割

第2期（基礎医学教育課程2）

9月	10月	11月	12月	1月／2月	3月	4月	5月	6月
生殖学（4週間）	試験	行動科学（8週間）	試験	臨床推論、臨床実践ブロック（8週間）・内科学入門	総合医療、健康相談ブロック（8週間）・家庭医療入門・小児科学入門・神経学入門		診断技法、非観血的医療ブロック（8週間）・序論・外科学入門・麻酔学入門・放射線学入門・眼科学入門	臨床実習入門

第2期 併行トラック：
- 臨床手法2
- 医療倫理学、医療法学／心配りの医療
- 地域健康連携プロジェクト（C.H.A.P.）：健康増進の取り組み
- 多医療職種間連携
- 患者中心のケア
- Physicianship（医師としての心構え）：医師体験実習2

第3期 臨床医学入門

第4期（第3学年）臨床実習

- 病棟実習、コンサルテーション、外科ブロック（16週間）・外科クラークシップ・内科クラークシップ
- 救急救命科クラークシップ（4週間）
- 選択診療科クラークシップ2（3週間）・公衆衛生／予防医学クラークシップ（1週間）
- 家庭医療、精神医療ブロック（16週間）・家庭医療クラークシップ・精神科クラークシップ
- 婦人、小児医療、選択ブロック（16週間）・小児科クラークシップ・産婦人科クラークシップ・選択診療科クラークシップ1
- Physicianship（医師としての心構え）：医師体験実習2
- プロフェッショナルおよび治療者としての医師形成

第5期（第4学年）

- 老年科クラークシップ（4週間）
- 選択診療科クラークシップ2（3週間）
- 選択診療科クラークシップ3（4週間）
- 選択診療科クラークシップ4（4週間）
- 選択診療科クラークシップ5（4週間）
- カナダ研修マッチングシステム（CARMS）面接／休暇
- 基礎医学、臨床医学、社会医学の統合
- 臨床研修準備期間（6週間）自習期間（2週間）を含む
- Physicianship（医師としての心構え）：医師体験実習3
- プロフェッショナルおよび治療者としての医師形成
- 休暇

図13-2. マギル大学医学部カリキュラム

表 13-1. Physicianship 教育

o 基本的概念（理論編）
・人格を定義できる。
・健康と治癒を説明できる。
・健康を害した苦しみを説明できる。
・治癒の目標を設定できる。
・プロフェショナリズムを理解し，説明できる。
o 臨床編
・臨床的に客観的な観察ができる。
・注意深く傾聴できる。
・コミュニケーション能力がある。
・身体診察を完璧に行える。
・臨床的に考察し，臨床推論が実践できる。
・正確に記載できる。
o 人格編
・適切な言葉で表現できる。
・自己を振り返ることができる。

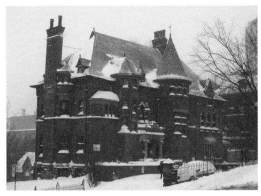

写真 13-3. 雪の舞うマギル大学医学教育研究センター

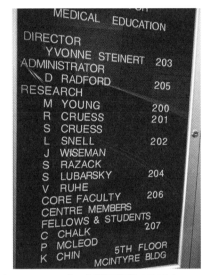

写真 13-4. マギル大学医学教育研究センターの
教育専門家

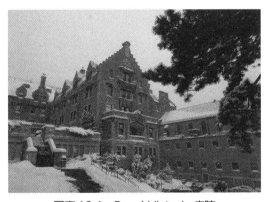

写真 13-1. Royal Victoria 病院

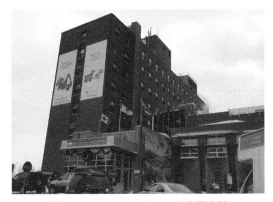

写真 13-2. モントリオール小児病院

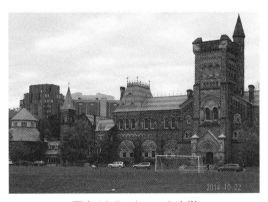

写真 13-5. トロント大学

3) 医師国家試験

者も 1980 〜 82 年に留学し、白血病幹細胞の研究を行った（**写真 13-7**）。

医師国家試験は MCC が運営、実施している（**写真 13-8**）。MCC は首都オタワにある非政府組織で、スタッフとして約 120 名が勤務している。アメリカ

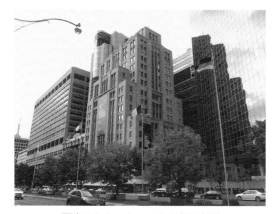

写真 13-6. オンタリオ癌研究所

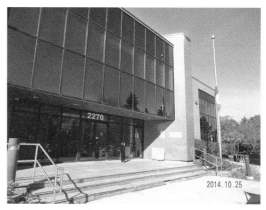

写真 13-8. カナダ医学評議会（MCC）（訪問前日に起きた国会議事堂近くの戦没者慰霊塔で警備兵がテロリストに射殺されたことにより、半旗が掲げられている）

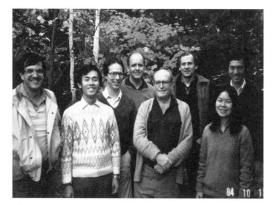

写真 13-7. トロント留学当時 McCulloch 教授の別荘で研究室セミナー開催（1984 年）

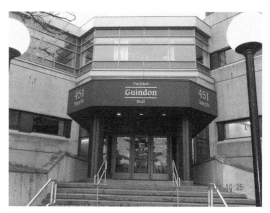

写真 13-9. オタワ大学での国家試験 OSCE 会場

の NBME には約 400 名のスタッフがいるが、アメリカ、カナダともに医師国家試験という一大事業を適確に実施するために、施設、人的資源がとても充実している。

　国家試験は、第 1 部試験として医学部終了時点で受験するコンピュータ試験（Computer Based Testing: CBT）と、第 2 部試験として臨床研修を 2 年受けた後に受験する客観的臨床能力試験（Objective Structured Clinical Examination: OSCE）から構成されている（**図 13-1**）[13-9]。

　CBT は 5 肢択一方式問題 196 題と、症例連問形式問題 40 題からなり、指導医の下で卒後研修を受けるに相応しい知識、技能、態度を身につけているかが評価される。

　OSCE は臨床能力を測定するために、1992 年に世界に先駆けて医師国家試験に導入された。医学部卒業後に 2 年間の臨床研修を行った時点で臨床技能と態度を評価することに特色がある。OSCE の目的

は、単独で医療を実践できる能力があるかを評価することにあり、免許取得には合格が必須である。

　OSCE は 16 ステーションにおいて 2 日間かけて実施される。内科、小児科、産婦人科、予防医学、公衆衛生、外科から出題され、5 分間（焦点を絞った面接か身体診察）、5 分間（X-P、CT、MR、臨床検査等・・・鑑別診断）、10 分間ステーション（医療面接、標準模擬患者 SPs を対象にした診察）で行われる。

　OSCE はオタワ大学などを会場として実施される（**写真 13-9**）。実施前には責任者からオリエンテーションとして、評価のポイントなどが評価者に対して詳細に説明される。標準模擬患者（Standardized Patients: SPs）としては、元教師、看護師、消防士、俳優、会社員など、さまざまな背景をもつボランティア市民がしっかりとトレーニングを受けた後に参

加し、さまざまなシナリオに対応できるよう工夫されている。

4）卒後研修、専門医養成

医学部卒業後には臨床研修が必修化されている。かつては日本と同様にローテーション制度だったが、現在では専門診療科だけの研修になっている。このため、研修医は医学部を卒業する時点で専門診療科を決定しなければならない。

専門診療科には定員が設定されており、このため医師の診療科偏在という課題はない。もっとも、その反面、志望診療科に進めない者がいるという欠点がある。2年間の臨床研修を受けた後、第2部医師国家試験に合格すれば医師登録ができる（**図13-1**）。

専門医になるための教育期間は診療科によって異なる。たとえば、内科はまず3年間の一般内科としてトレーニングを受け、その後専門領域別のトレーニングを受け、試験を受けて専門医資格を得ることができる。同様に、外科は5年、脳神経外科は7年のトレーニングが要求される。家庭医になる教育は2年間である。

5）地域医療対策

広大な国土のカナダにとって、地域医療の維持は深刻な課題である。このため、臨床研修中に地域医療の従事を義務化して地域医療を維持するとともに、地域で勤務する医師の確保を目指している。

内科、外科、産婦人科、小児科、麻酔科、精神科の6主要診療科では、研修期間の15％は地域医療施設でトレーニングを受ける制度になっている。たとえば、内科を専攻する場合、3年間の研修のうち、15％は地域医療の従事が義務化されている。家庭医研修では2年間のうちの30％を、外科研修では5年間のうちの15％は地域医療に従事する。

カナダの医学部はすべて州立であることから、地域医療研修には強制力があり、医師の地域偏在の課題が解消されている。

■参考文献
13-1）外務省基礎データ https://www.mofa.go.jp/mofaj/area/canada/data.html
13-2）奈良信雄：世界の医学部を巡って（20）カナダ、モダンメディア 2022; 68:166-74.
13-3）OECDデータ https://data.oecd.org/health.htm
13-4）World Directory of Medical Schools: https://search.wdoms.org/
13-5）https://lcme.org/
13-6）http://apps.mcc.ca/Objectives
13-7）https://www.topuniversities.com/qs-world-university-rankings
13-8）McGill University: http://www.mcgill.ca/new-mdcm/sites/mcgill.ca.new-mdcm/files/cc_new_curr iculum_schema_mar_25_2013.pdf.
13-9）奈良信雄：カナダにおける医学教育と医師国家試験。医学教育 2014; 45：284-90.

第 III 章

アジア・オセアニア編

14 ▶ オーストラリア

オーストラリアの面積は約 769 万 2,024 平方キロメートルで、日本の約 20 倍、アラスカ州を除いたアメリカ合衆国とほぼ同じである[14-1]。このように広大な土地に人口はわずか約 2,565 万人である（2020年 3 月）。国民の多くが海岸沿いに住み、医療の過疎地対策が重要な課題になっている。

1）医療制度

オーストラリアの医師数は 90,417 人で、人口1,000 人当たりでは約 3.7 人となり、日本の約 2.4 人に比べて多い（2017 年）。病院数は 1,352、ベッド数は 92,826 床である（2026 年）[14-2]。

医療制度はイギリスの制度を踏襲し、体調に不安を覚えた患者はまずかかりつけの総合診療医（General Physician: GP）を受診する[14-3]。そして、GP が高度な医療が必要であると判断した場合には、専門医を紹介する仕組みになっている。

医療費に関しては、一般税収を原資とした公費負担医療メディケア（Medicare）のもと、公的医療機関では保険制度内の医療であれば年齢やその内容にかかわらず、患者の窓口負担はない。医療費は国の一般財源から支出されている。

一部の富裕層は私的保険に加入し、設備的に優れた私的病院での医療を受けることもできる。

平均寿命は、男性が 81.2 歳、女性が 85.3 歳で、欧米先進国の中でも長寿国といえる。主要な死因は、虚血性心疾患、脳血管障害、認知症、アルツハイマー病、気管支肺がん、慢性閉塞性肺疾患などである。近年では糖尿病患者の増加が問題となっており、国民 5 人の一人が 2 型糖尿病といわれている。

2）医学部教育

オーストラリアには医学部が 22 校設置され（2020年）、毎年約 3,800 人が卒業している（2017 年）[14-2,4]。

医学部教育には、主として高校卒業生を 5 年または 6 年かけて教育する医学部と、学士を 4 年もしくは 4 年半で教育する、いわゆる "メディカルスクール" がある。さらに同じ医学校で 2 つのプログラムが併走するものもある[14-5]。

以前はイギリスやわが国と同様に高校卒業生を主に医学部に入学させて教育していたが、1997 年からシドニー大学などが成熟度の高い学生を入学させるために 4 年制学士入学制度を導入し、その後も多くの医学部が学士入学制度を導入するようになっている[14-6]。

①入学者選抜

高卒者を入学させる場合には、Equivalent National Tertiary Entrance Rank（ENTER） と Undergraduate Medical and Health Sciences Admission Test（UMAT）の成績を総合して選抜される[14-7]。

ENTER は高校在籍時の学力レベルを評価するもので、州ごとに行われる統一試験の成績と、高校における成績を基にして算出される。なお、ビクトリア州では ENTER と称するが、ニューサウスウェールズ州と首都特別地域では Universities Admission Index（UAI）、南オーストラリア州、北部特別地域、タスマニア州、西オーストラリア州では Tertiary Entrance Rank（TER）、クイーンズランド州では Overall Position（OP）を採用しているが、いずれもほぼ同等の内容とされる。

UMAT は、医学部進学を希望する高校生 Year 12 が受験する全国統一試験で、高校の学習とは関係なく、論理的思考能力やコミュニケーション能力を中心に評価する 4 または 5 選択肢の 110 問から構成されるマークシート式試験である。学業成績だけでなく、医師になるための適性を評価するのが目的とされる。なお、大学ごとの個別学力試験はなく、受験浪人もいない。

一方、学士入学の選抜では、学士号を取得した大学の成績である Grade Point Average（GPA）と、Graduate Australian Medical School Admission Test（GAMSAT）の成績によって選抜されたあと、面接によって合否が決定される。GAMSAT は医学部進学を希望する学士が受験する全国統一試験で、自然科学（化学、生物学、物理学）、人文科学、社会科学の 185 問の択一式マークシート試験と、2 題の作文からなる[14-8]。

②カリキュラム

6年制医学部におけるカリキュラムの例として、メルボルン大学のカリキュラムを示す（図14-1）[14-9]。1学年は2セメスターに分かれ、教養教育、基礎医学教育、社会医学教育、臨床医学教育、さらに臨床実習から構成されている。わが国の第3学年に当たる第6と7セメスターの1年間は自由研究に当てられ、学内の研究室だけでなく、学外施設や病院、海外の研究室等で研究する機会になっている。

4年制メディカルスクール制度でのカリキュラムは、1、2学年が基礎医学、社会医学、臨床医学の教育で、3、4年は臨床実習を行う形式になっている（図14-2）[14-9]。医学専門教育の観点からすれば履修科目内容は6年制とほぼ同じで、6年制と4年制コースを併用しているメルボルン大学の例では、両コースの出身者に学業成績や卒後の実績に差異は見られないようである。

③医療過疎地教育

広大なオーストラリアでは、シドニーやメルボルンなどの海岸沿いにある大都市に比べ、西部や内陸部などの地域では医療従事者が不足し、医療過疎が深刻な課題になっている。

医療過疎の対策として、医学部低学年から高学年にかけて地域医療教育のカリキュラムが組まれ、過疎地で勤務する医療従事者を育てる試みがなされている。

低学年では公衆衛生や保健医療的観点から過疎地域に長期的に滞在するプログラムがあり、高学年では臨床に即した教育内容になっている。

セメスター	教育内容	教育の場
1	医学・生物学の基礎	大学
2〜5	基礎医学，社会医学，臨床医学入門，臨床スキル	大学，学外臨床実習（週に半日程度）
6，7	医学研究（疫学，公衆衛生学，基礎医学，臨床研究など選択）	学生の希望で学内外研究室，病院，海外研究施設に1年間配属
8〜12	臨床実習（総合医療5週，僻地医療4週を含む）	教育病院でローテーション

図14-1．6年制医学部カリキュラム例（メルボルン大学）

	基礎医学，社会医学，呼吸・循環・神経・感染などのブロック	週に4日は大学，週に1日は学外の臨床現場で臨床スキル実習
1，2		
3	臨床実習（内科，外科，小児科，総合診療，地域医療等）	教育病院，僻地医療を8週以上
4	臨床実習（婦人科，老年科，精神科など，選択診療科）	教育病院

図14-2．4年制医学部教育カリキュラム例（オーストラリア国立大学）

④メルボルン大学

ビクトリア州のメルボルンにある州立の総合大学で、創立は 1853 年と、シドニー大学に次いで長い歴史を誇る。11 学部あり、総計で 2 万 5 千人以上の学生が学んでいる。医学部は 1862 年に設置され、世界ランキングでも常に上位にあり、ノーブル賞受賞者も 6 名輩出するなど、レベルは高い（**写真 14-1**）。

医学部では、従来の 6 年制コースに加えて 1999 年から 4 年制コースを併用している。2007 年には 326 名が入学し、このうち 1/4 の学生が 4 年制コースで学んでいる。2009 年以降にはすべて 4 年制コースに移行している。

メルボルン大学の特色として、1 年間の自由研究期間が設けられ、この期間に海外研究施設で積極的に学ぶ学生が多いことがあげられる。講義には水平および垂直統合型教育を導入し、器官別ブロック制、PBL ハイブリッドコースも採用されている。解剖

学病理学博物館が整備され、樹脂詰めの標本で学生はいつでも学べるようになっている。さらに PC 端末で解剖学から内視鏡や MRI 画像診断まで、3 次元で供覧できるソフトウェアも開発されており、学生の自己学習に応用されている。

臨床実習は王立病院などの教育病院で行われている（**写真 14-2**）。教育病院にはシミュレーションラボも設置され、臨床スキルのトレーニングが行われている。

⑤オーストラリア国立大学

首都キャンベラにある唯一の国立総合大学で、1946 年に研究を目的として創立された。1958 年に設置された斬新なデザイン構造の John Curtin 医学研究所では活発に研究が行われ、ノーベル受賞者も輩出している（**写真 14-3**）。

医学部は 2004 年に設置され、将来の研究者を目指し、4 年制の学士入学制度を採用している。入学定員は 80 名で、この内 2 名は先住民枠、12 名は僻地医療学生枠になっていて、国立大学ならではの配慮がなされている。加えて 12 名までの外国人学生の入学が許可されている。新入生の平均年齢はほぼ 24 歳で、女性が約 3/4、取得している学士号は生物学／医療系が約 3/4 で、その他には文系学部出身者も数名いる。

教育カリキュラムは図 14-2 に示すように、1 学年が 2 セメスターに分かれている。1、2 年生は週の 1 日は Clinical Day として教育病院の臨床現場において医療面接、身体診察、コミュニケーション技法を

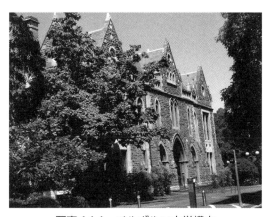

写真 14-1．メルボルン大学構内

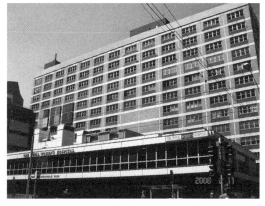

写真 14-2．メルボルン大学教育病院
（The Royal Women's Hospital）

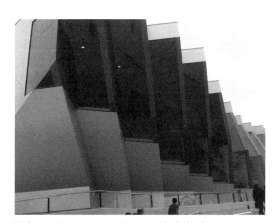

写真 14-3．オーストラリア国立大学（John Curtin 医学研究所）

学ぶようになっており、臨床技能の修得が重視されている。教育技法としては、講義のほか、PBL、少人数チュートリアル、自己学習なども導入されている。

　臨床実習は、Canberra 病院などの教育病院においてクリニカル・クラークシップとして実施されている。

　医学部卒業時に取得する学位は MBBS（Bachelor of Medicine and Bachelor of Surgery）であるが、2学年と3学年の間に医学部をいったん離れて1～2年間の研究活動を行い、PhD や Master of Philosophy、Master of Applied Epidemiology などの学位を取得できるコースも設けられている。

⑥シドニー大学

　ニューサウスウェールズ州のシドニーにある1850年創立のオーストラリア最古の総合大学で、

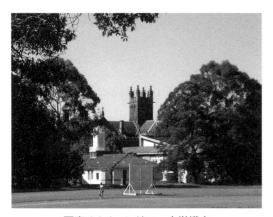

写真 14-4．シドニー大学構内

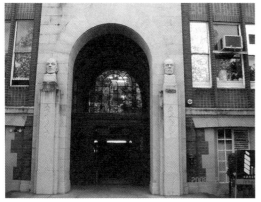

写真 14-5．血液循環説の Harvey と、細菌学者の Pasteur 像が飾られたシドニー大学医学部玄関

医学部は1856年に設立された（**写真 14-4、5**）。1992年からは学士入学制度を採用し、入学者選抜は出身学部の GPA、GAMSAT の成績、面接結果を総合して行われている。入学定員は270名で、約50％は医療系の学士で、残り約50％は法学、経済学、宗教学、音楽などと多様である。入学時の平均年齢は概ね25歳であるが、20～40歳までの学生が入学している。

　カリキュラムは4ステージに分かれ、ブロック制で基礎医学と臨床医学、患者 - 医師関係（臨床スキル、鑑別診断）、地域と医師関係（コミュニティでの治療、住民の健康、疾病予防と健康増進）、専門的能力開発（医療倫理、根拠に基づく医療、プロフェッショナリズム）の4つのテーマについて教育される。

　早期から臨床指導が行われ、PBL では67のシナリオが用意され、症例をベースにしたチュートリアル教育が行われている。

　臨床実習は Royal Prince Alfred 病院などの教育病院で実施されている（**写真 14-6**）。

⑦ニューサウスウエールズ大学

　1942年にニューサウスウェールズ大学としてシドニーに創立され、医学部は1957年に設置された。6年制の医学部で、入学者選抜は UMAT、UAI（出身高校の成績）と面接試験を総合して行われる。入学時の年齢は18～19歳であるが、16歳での飛び級入学や、25歳を超えて入学する学生も少数ながらいる。国際化に力点を置いており、約25％の学生は海外出身である。

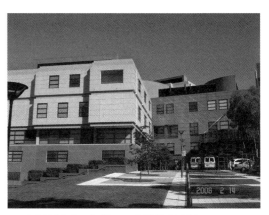

写真 14-6．シドニー大学教育病院 (Royal Prince Alfred Hospital)

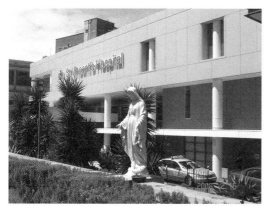

写真 14-7. ニューサウスウェールズ大学教育病院
（St. Vincent's Hospital）

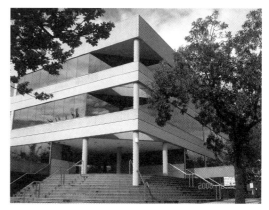

写真 14-9. オーストラリア医学評議会（AMC）

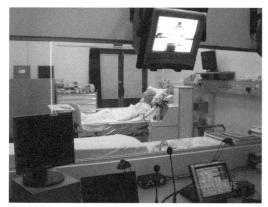

写真 14-8. シミュレーションセンター
（St. Vincent 病院）

カリキュラムは人間のライフサイクルと環境に応じて、出生・成長と発育、健康の維持、加齢と終末、社会と健康の4つのドメインからなっている。モジュール構造をとり、6年間で27のコースが3つのPhaseで教育される。

Phase1ではシナリオベースの基礎医学が教育され、Phase2では臨床体験が体系化されたコースになっている。他学部の講義も選択して聴講できるなど、柔軟性があるカリキュラムになっている。Phase3は臨床実習期間で、St. Vincent's Hospitalなどの教育病院で2年間の臨床実習が行われる（**写真 14-7**）。

教育病院ではシミュレーションラボもあり、最終OSCE（Objective Structured Clinical Examination）が総括的評価として実施される（**写真 14-8**）。

3）卒後教育

2018年に世界医学教育連盟（WFME）から認定を受けたオーストラリア医学協議会（Australian Medical Council: AMC）が医学部における医学教育プログラムの評価を担当している[14-10,11]（**写真 14-9**）。AMCは、医学部の卒前教育だけでなく、卒後研修、専門医教育、生涯教育についても評価基準を設定している。

AMCによる評価の目的は、専門家による評価を通じて助言や提言を行い、医学教育の質向上に貢献することにある。オーストラリアでは医師国家試験がないだけに、医学部における教育の質を保証することが極めて重要であると考えられている。なお、AMCはニュージーランドの医学部の評価も行っている。

医学校を卒業後は、1年間の臨床研修を受けた後、州政府によって医師登録を受ける。イギリスと同様に医師免許取得のための国家試験はなく、AMCが認定した医学校を卒業すれば、医師登録ができる仕組みになっている。

■参考文献

14-1）外務省資料　https://www.mofa.go.jp/mofaj/area/australia/index.html
14-2）OECD統計　https://data.oecd.org
14-3）髙村昭輝：オーストラリアの卒前医学教育トピックス。医学教育白書 2010：230-2、2010.
14-4）World Directory of Medical Schools: https://search.wdoms.org/
14-5）東田修二、仁田善雄、福島統、奈良信雄：オーストラリアの医学教育と学士入学制度。医学教育 2008; 39：367-

9.

14-6）　150 years of the Faculty of Medicine, The University of Sydney. Sydney University Press, Sydney, 2006.

14-7）EVERYTHING YOU NEED TO KNOW ABOUT UMAT。https://www.medentry.edu.au/ucat

14-8）Graduate Medical School Admissions Test。https://gamsat.acer.org/ 11.World Federation for Medical Education（WFME）：WFME Recognition Programme.

http://wfme.org/accreditation/recognitionprogramme/

14-9）奈良信雄：世界の医学部を巡って（15）オーストラリア、モダンメディア 2021; 67:471-81.

14-10）Australian Medical Council Limited（AMC）：https://www.amc.org.au/accreditation

14-11）奈良信雄：医学教育の国際的な評価の動向。大学評価研究 2018; 17: 61-6.

15 ▶ シンガポール

国土総面積は奄美大島とほぼ同じの約 720 平方キロメートルで、人口は約 564 万人である[15-1]。

世界の貿易・交通・金融の中心地の一つとされ、人口密度が 7,833 人 / 平方キロメートルと高い（世界第 2 位）。学術面においても、クアクアレリ・シモンズ（QS）社による「世界大学ランキング 2021」では、シンガポール国立大学が堂々の 11 位、ナンヤン工科大学が 13 位に入り、双璧をなす名門大学のレベルの高さが分かる[15-2]。

1）医療制度

かつてイギリスの統治を受けていたシンガポールでは、医療システムも基本的にはイギリスに倣っている[15-3]。

医師は、総合診療医（General Practitioner: GP）と専門医（Specialist）とに分かれ、初診患者はまず GP の診療を受け、必要があれば専門医を紹介されるシステムになっている。シンガポールの医師全体の約 60% が GP で、約 40% が専門医である。

シンガポールの福祉政策は、自助、互助、間接的援助の 3 原則からなる[15-4]。日本のような義務化された社会保険制度はなく、医療費は個人が積み立てる中央積立基金（Central Provident Fund: CPF）から賄われる社会保障貯蓄制度になっている。つまり、医療費は基本的には個人が支払う仕組みである。

医療保険制度として Medical Savings Account（MSA）制度がある。この MSA 制度には、CPF に積み立てられた口座から医療にかかる費用が支払われるもの（メディセーブ）と、高額な医療や長期医療を補完するための任意加入であるメディシールド、さらにより高額な医療費をカバーするメディシールド・プラスという「3M」がある。このほか、民間保険もある。政府は、公的な病院や健康増進の財源として補助金を出している。

医療は自由診療が基本で、公立病院と私立病院とでは料金に大きな開きがあり、設備やサービスにも差異がある。

2）医学部教育

シンガポールの医学部は 3 校にある[15-5]。このうち、シンガポール国立大学医学部とデューク・NUS 大学医学部を訪問した[15-6]。

①入学者選抜

シンガポール国立大学医学部（NUS）は、主として高校卒業生を入学させて教育が行われる。入学の決定は毎年 5 月に行われるが、それに先立って志望動機（500 語）、課外活動記録、成績証明書、2 名の推薦者を記載したポートフォリオの提出が求められる。

概ね 2,000 名が応募し、書類審査によって 1,000 名程度に候補者が絞られたあと、4 月にオンラインで 2 サイクルの面接試問を受け、5 月に 280 名が選抜される[15-7]。

一方、デューク・シンガポール国立大学（Duke-NUS）はアメリカ式の学士入学制度を導入しており、他学部を卒業した学士を入学させて医学部教育が行われている[15-8]。

このため、入学志願者は入学願書と推薦状を提出し、オーストラリアで学士入学者選抜に実施されている Graduate Medical School Admissions Test（GAMSAT）かアメリカの Medical College Admission Test（MCAT）の成績、そして面接試問によって選抜される。

臨床医または医学研究者になるのに必要な資質と能力が評価され、コミュニケーション能力、対人スキル、誠実性、チームワーク力、利他性、弾力性、批判的思考力のなどが評価項目になっている。2020 年度の入学生は 62 名である。

②シンガポール国立大学（NUS）医学部

1905 年に創立され、現在まで約 9,000 人の医師を養成している。世界大学ランキング 11 位に恥じないよう、21 世紀の医療を担う人材の養成を使命に掲げ、高度の医療人を教育することを目標にしている。

医学部教育はイギリスに倣って 5 年制カリキュラ

ムで行われている。そのコンセプトは、「Active、Collaborative、Engaging、Interactive、Team-Based Curriculum」となっている[15-7]。すなわち、学生の自己学修を促し、かつ学生相互の学修を促すチーム基盤型カリキュラムを導入している。

臨床医学では、患者を中心にした実際の医療を体験するように強調されている。学生の学修意欲は旺盛で、アジア第一の医学部に恥じない意気込みが感じられる。

カリキュラムを図 15-1 に示す。

第 1 学年では医学部教育の序論として正常の構造と機能が教育され、第 2 学年で異常な構造と機能について臨床医学が教育される。第 3、4 年は臨床実習の期間で、5 年次は学生インターンシップとして病院やクリニックで指導医の下で医療チームの一員として実際の診療行為に参加する。

1 年次から 6 年次にかけては、縦断的に倫理、プロフェッショナリズム、社会医学、情報科学、臨床活動に必要なコミュニケーション、患者ケア、実践的な診療手技、早期患者接触などのプログラムが組まれている。また、3 年と 4 年には選択実習期間が組み込まれ、この期間にはアメリカ、オーストラリアな

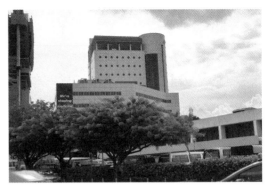

写真 15-1. シンガポール国立大学病院

ど海外の施設で実習を受ける機会にもなっている。

医学部と附属病院は近代的なビルになっており、医学部附属病院はシンガポール総合病院（Singapore General Hospital）と並んで大規模で、高度の医療を提供している（写真 15-1）。

NUS は世界中から有能な研究者を集めて、充実した研究施設・設備を整えて研究レベルの向上を図っている。学修意欲が旺盛な優秀学生、有能な教員、研究者を多数集めていることが、世界ランキングの上位につながっていると思われる。

③デューク・NUS 大学

Duke-NUS 大学はアメリカの Duke 大学とシンガポール国立大学（NUS）が提携して、2005 年に新設された大学である（写真 15-2）。イギリス式の医学部教育を手本にした NUS と異なり、アメリカ式の 4 年制学士入学システムを導入しており、その教育システムには際立った特色がある（図 15-2）[15-8]。

4 年間の医学部教育プログラムのうち、日本なら 1 〜 4 年で学ぶ教養教育、基礎医学教育、臨床医学

学年	カリキュラム
第1学年	正常の構造と機能
	健康と疾病（序論）
	筋骨格系
	造血器, 呼吸器, 心臓血管系
	腎臓, 体液・電解質
	消化器, 栄養・代謝
	内分泌・生殖器
	神経科学・頭頸部
第2学年	異常な構造と機能
	遺伝とゲノム医療
	癌生物学
	免疫学
	臨床微生物学・感染症
	薬理学基礎・系統薬理学
	病理学基礎・系統病理学
	神経科学・筋骨格系
	老年病学
	臨床スキル入門
第3学年	主要診療科臨床実習
	内科, 外科, 小児科, 整形外科, 家庭医学（緩和医療）
	選択実習 I（4週間, 含海外実習）
第4学年	急性期疾患・専門疾患臨床実習
	急性期医療（麻酔学, 救命救急医療）
	産科学・婦人科学
	精神神経医学
	法医学
	眼科学
	耳鼻咽喉科学
	地域医療
	選択実習 II（12週間, 含海外実習）
第5学年	学生インターンシップ
	内科, 外科, 老年病科, 小児科, 整形外科
	皮膚科, 感染症科, 臨床スキル・救命処置訓練

図 15-1. シンガポール国立大学医学部カリキュラム
(https://nusmedicine.nus.edu.sg/)

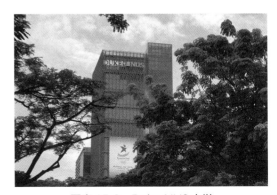

写真 15-2. Duke-NUS 大学

第1学年	第2学年	MDコース（第3学年） MD-PhDコース（第3〜6学年）	第4学年
基礎医学	臨床実習	研究活動	臨床実習

図 15-2. Duke NUS 大学カリキュラム（https://www.duke-nus.edi.sg/）

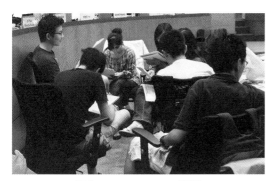

写真 15-3. チームで議論

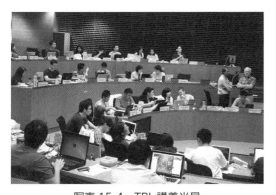

写真 15-4. TBL 講義光景

教育が凝集された形で、わずか 1 年間の短期間で教育される。このような過密ともいえる教育内容を確実に学生に履修させるべく、教育はチーム基盤型学修（Team-based learning: TBL）で実施されている。

TBL では、学生がしっかりと予習しておき、講義室で予習の成果を確認するべく個人別の小テストが行われる（Individual Readiness Assurance Test: IRAT）。次いで 7 名のグループで小テストについて検討し、学生相互で意見を出し合って解答を導く（Group Readiness Assurance Test: GRAT）（写真 15-3）。最後にグループ間で討論を行い、学生同士で意見を出し合う（写真 15-4）。

つまり、学生がしっかりと予習をし、その上でグループ内、グループ間で意見を交わして学識を深めるスタイルだ。学生は中華系、マレー系、インド系、ヨーロッパ系と国際色豊かである。

もちろん、教員からの講義もあるが、学生が予習をしてこないと、置いてけぼりになってしまう。そもそもが学士であり、かつ学生同士の同僚評価もあることからか、学生の学修意欲は極めて高く、過密なスケジュールでも十分な学修成果が上げられている。

第 2 学年ではローテンションで臨床実習が行われる。そして特徴的なのが、第 3 学年における、最短で 6 カ月、最長で 8 カ月の研究活動で、学内外の研究施設で実施される。そして第 4 学年では臨床実習が行われる。最後の 2 〜 3 カ月は実臨床を学ぶ機会もある。

Duke-NUS の医学教育プログラムは、斬新的とも画期的とも言えるが、学生の成績について疑問が残る。そこで、アメリカ医師国家試験 USMLE の試験成績について、Duke-NUS 学生と、アメリカの Duke 大学学生とで比較検討したところ、Duke-NUS 学生の成績は Duke 大学の学生とほぼ同等であることが証明され、効果的な医学教育プログラムと評価されている。

なお、通常の MD コースに加え、第 3 学年から第 6 学年にかけて研究活動に専念する MD-PhD コースも設定されており、研究者の養成が行われている（図 15-2）。

3) 卒後教育

医学部を卒業後は、House Officer と呼ばれるインターン生となって研修を受け、さらに Medical Officer という 2 〜 3 年間の研修を受ける。その後は Register という専修医課程に進み、専門医になるシステムになっている。

■参考文献
15-1）シンガポール基礎資料 https://www.mofa.go.jp/mofaj/area/singapore/data.html
15-2）世界大学ランキング https://www.topuniversities.com/
15-3）海外法人医療基金 https://jomf.or.jp/jyouhou/health_care/sgrmed2_2.html

15-4）田尾雅夫、草野千秋、深見真希：シンガポールの医療政策 – 国家主導型政策の成功 –　www.econ.kyoto-u.ac.jp/~chousa/WP/j-62.pdf.

15-5）World Directory of Medical Schools: https: //search.wdoms.org/

15-6）奈良信雄：世界の医学部を巡って（10）シンガポール、モダンメディア 2021; 67: 248-55.

15-7）シンガポール国立大学医学部　https://nusmedicine.nus.edu.sg/

15-8）Duke-NUS　https://www.duke-nus.edu.sg/

16 ▶ マレーシア

マレーシアの面積は約33万平方キロメートル、日本の約0.9倍で、約3,200万人が住んでいる[16-1]。

1）医療制度

医師数は2014年12月末日時点で45,565人、人口比は約1：661である。地域格差が大きい、精神科医や脳神経外科医など専門医の不足などの課題があげられている。さらに、給与水準が高い海外諸国への医師流出も問題視されている。

そこで、政府の方針として、医師の人口比を1：600（OECD諸国平均は1：350、日本は1：500）にするべく医学部を拡充してきた。これに伴い、急激に増加した新卒医師を受け入れる臨床研修病院の不足、新卒医師の質低下などといった新たな課題も指摘されている。

マレーシアには、公的医療と民間医療がある[16-2,3]。公的医療はすべての国民が利用でき、医療の中心を担っている。医療費は政府予算から支出されるため、患者の個人負担は少ない。ただし、基礎的な医療サービスしか提供されない欠点がある。一方、民間医療は高度の医療サービスを受けることができ、高額ではあるが、需要が増加している。

公的医療機関には、主にプライマリケアを行う診療所と、入院医療を担当する病院がある。

診療所には、軽症の疾病や外傷の治療、地域における母子保健サービスなどを行うCommunity Clinicと、地域住民に対して広範な医療サービスを提供するHealth Clinicがある。特有な診療所として、医師が常駐せず、5年以上の経験がある看護師や医療助手が感冒などの軽微な疾病や外傷の処置を行う1マレーシア診療所がある。これは2009年から医療過疎地域対策を目的として配置され、僻地住民向けの1マレーシア移動診療所もある。2014年2月末日現在、診療所は2,871か所、1マレーシア診療所等は316存在する。

病院には、各州に1つずつ（サバ州のみ2つ）配置されている100〜200床規模のDistrict Hospital、500〜1,500床規模のState General Hospital、クアラルンプールで最高度の医療を行うNational Referral Centerがあり、第1次〜第3次医療を提供している。保健省管轄の病院数は142で、病床は合計で40,260床ある。保健省管轄以外の政府系病院数は8で、3,562床設置されている。

民間医療機関は相応の経費さえ負担すれば自由に受診でき、待ち時間も短く、高度な専門的医療も提供される。このため、中間・富裕層を中心に人気が高い。民間病院数は184で病床数は13,038床、民間診療所は6,987ある。私立病院の多くは国際的な病院認証を行うJoint Commission International（JCI）の認証を受けている。

疾病構造としては、かつてはデング熱など熱帯地域特有の感染症が問題になっていたが、近年では、心疾患、悪性腫瘍、糖尿病等の生活習慣病患者が増えている。

2）医学部教育

2008年には医学部が20校であったが、医師を増やすという政府の方針に従い、2021年2月現在、国立大学医学部が11校、私立大学医学部が21校、合計32校と増えている[16-4]。主として高校卒業生を入学させ、臨床医の養成を目的として5年間の医学部教育を行っている[16-5,6]。

基本的にはイギリスに倣い、5年間の医学部教育を行っているが、私立医学部の1校は4年間、国立医学部の1校は6年間の教育期間となっている。英語で教育される医学部がほとんどであるが、一部の国立大学ではマレー語も併用され、マレー人学生に便宜を図っている。また、外国出身学生を受け入れている医学部も多い。

①入学者選抜

国立大学の入学者選抜は政府（Ministry of higher education）が一括して行い、入学などに関わる決定権は政府に委ねられている。受験者は統一試験を受験し、合格者は入学校が政府によって決定される[16-5]。学費の優遇処置があり、すべての学生に奨学金が支給されている。

私立医学部は、イギリス、アイルランドなどの海

外医学部と提携し、単位互換制度をもつ大学もある。入学者選抜は、各大学の責任において行われ、個別学力試験がない医学部もある。

②マラヤ大学 (University Malaya: UM)

　UM は 1949 年に設立されたマレーシア最古の大学で、学生総数は約 3 万人を数えている。1964 年に医学部入学が開始された。熱帯特有の森の中に、広大なキャンパスがあり、キャンパス内にはベッド数約 1,200 床の附属病院が設置されている（**写真 16-1、2**）。

　教育理念は、「高度な知識と技能を持ち、医療チームの一員として活躍でき、かつコミュニティのリーダーとして患者と社会のケアに関わることのできる、すぐれた臨床医を養成する」である。

　カリキュラムは、科学に基礎をおき、臨床に関連性をもたせた教育に主眼を置いている。「スパイラル構造」として、問題解決型、システム基盤型、EBM（evidence-based medicine）重視型の教育技

法を用いて自己解決能力の涵養を目指している。英語とマレー語で教育され、外国人学生も受け入れている。

　5 年間の教育期間は、3 つのフェーズに分けられている。

　第 1 フェーズ（1 年間）：正常の人体構造とその機能

　第 2 フェーズ（1 年間）：健康障害に対する人体の反応

　第 3 フェーズ（3 年間）：臨床医学

　それぞれのフェーズには、**図 16-1** に示すような要素が盛り込まれている。

　学生の評価は、各モジュール、コース、臨床科実習などの終了時に形成的評価が行われ、各々のフェーズの終了時に総括的評価が行われる。

　臨床技能修得のためのクリニカルスキルスラボが充実し、臓器別や目的別に大教室 2 ～ 3 個分ほどの面積の部屋に分かれている。多数の高機能シミュレーターが用意され、模擬手術室では本格的な手術のシミュレーションができるなど、シミュレーションを活用した臨床技能教育が活発に行われている（**写真 16-3、4**）。

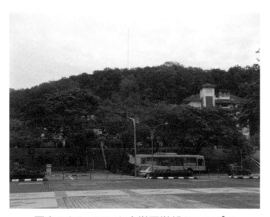

写真 16-1. マラヤ大学医学部キャンパス

```
1. 医学の科学的基礎
   正常な人体構造とその機能（解剖学，生化学，生理学）
   傷害に対する生体の反応（薬理学，病理学，微生物学，
   寄生虫学）
   臨床医学（麻酔科，内科，外科，小児科，プライマリケア，
   産婦人科，整形外科，眼科，耳鼻咽喉科，精神科，
   画像診断，救急，社会医学，予防医学）
2. 医師，患者，健康と社会
   コミュニティにおける予防医学，健康促進，環境医学，
   産業医学，医学統計学，疫学ほか
3. 個の発達と専門性の獲得
   学習の改善，分析的・批判的思考，コミュニケーション
   スキル，看護スキル，医学倫理，研究の方法論とIT
```

図 16-1. マラヤ大学（UM）における教育の 3 要素

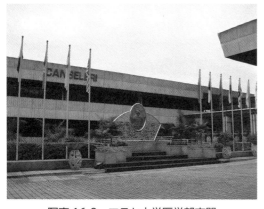

写真 16-2. マラヤ大学医学部玄関

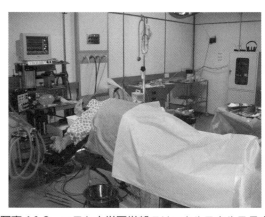

写真 16-3. マラヤ大学医学部クリニカルスキルスラボ

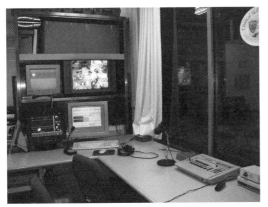

写真 16-4. マラヤ大学医学部クリニカルスキルスラボ

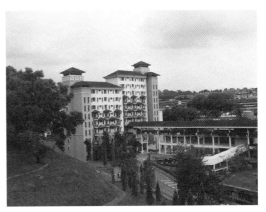

写真 16-6. マレーシア国民大学医学部学生寄宿舎

③マレーシア国民大学（University Kebangsaan Malaysia: UKM）

UKM は 1970 年に設立されたマレーシアで 2 番目に古い大学で、1 学年学生は約 230 名である。教育病院として 1975 年からクアラルンプール病院（HKL）と提携しているが、1997 年には Cheras キャンパス内にベッド数約 1,000 の附属病院が開院した（写真 16-5）。

5 年制教育のうち、1、2 生は HKL 内のキャンパスで主に基礎医学を学ぶ。3 年生に進級すると、Cheras メインキャンパスに移り、在学中はほぼ全員が寄宿舎で生活する（写真 16-6）。

教育理念は「良質な教育を提供し、研究、EBM、イノベーション、および社会的要請な要求に基づいたすぐれた医師を養成する」で、臨床医として求められるコンピテンシーが以下のように定められている。

1. 安全で適切な医療が行える。
2. 患者に対して全人的にアプローチできる。
3. 専門性を獲得する。
4. 個人、家庭、社会における健康上の問題を解決できる。
5. 多職種の医療チームでリーダーシップを発揮できる。
6. 個人、家庭、社会の希望を聞き取り、ケアが行える。
7. 倫理上の道義を守る。
8. IT を効率的に利用できる。
9. 生涯学習能力を有する。

カリキュラムは、モジュールが基本となり、学生主体に構築されている（図 16-2）。1 年は 2 学期制で、1 学期は試験を除いて 20 週である。教育は英語とマレー語で行われる。講義は週に 6 〜 7 回程度で、小人数グループ制を中心した PBL（問題解決型学習）、CSL（臨床実習前のスキルスラボ学習）、SGD（小グループディスカッション）、BST（ベッドサイド教育）、Practical ／ MES（meet the experts：専門家との討論）などの能動的学修が行われている。1 〜 2 生は 20 グループに分けられ（各グループ約 12 名）、3 〜 5 年生は各グループ 6 〜 8 名に分かれて臨床各科を回る。

学生の評価は、主に筆記試験によって行われるが、1 〜 2 学年には OSCE+OSPE（Objective Structured Practical Examination）が課され、3 〜 4 学年には OSCE が実施され、卒業時には Professional Examination がある。

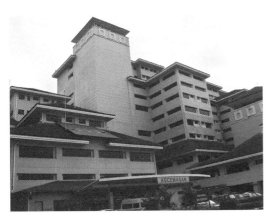

写真 16-5. マレーシア国民大学医学部附属病院

第1学年	第3学年
1学期	1.内科
1.細胞分子学（生化学の基礎として）	2.医療と社会
2.身体の組織（解剖学, 組織学の基礎として）	3.外科
3.膜とレセプター（生理学, 薬学の基礎として）	4.産科婦人科
4.遺伝（生化学の基礎として）	5.キャンプ2 + 人格形成・医師としての態度
5.臨床医学（医師ー患者関係など, 臨床上の基礎 となるもの	
6.キャンプ1（実際にキャンプを3-5日行う）+ 人格 形成・医師として	第4学年
ての態度	1.精神科
2学期	2.耳鼻科, 外傷科
1.代謝学	3.小児科, 新生児科
2.感染と免疫	4.頭頸部外科
3.疾患の機序	5.眼科
4.筋骨格系	6.麻酔科
5.臨床医学	7.スペシャル学習モジュール
6.人格形成・医師としての態度	8.司法解剖
7.医療と社会	9.人格形成・医師としての態度
第2学年	第5学年
1学期	1.家庭医学
1.血液とリンパ	2.司法解剖
2.循環器	3.救命救急
3.呼吸器	4.キャンプ3 + 人格形成・医師としての態度
4.泌尿器	5.スペシャル学習モジュール
5.臨床科学	
6.人格形成・医師としての態度	後期クラークシップ
7.医療と社会	1.内科
2学期	2.外科
1.消化器	3.小児科・新生児科
2.内分泌	4.産科婦人科
3.神経	
4.生殖器	
5.臨床科学1B	
6.人格形成・医師としての態度IIB	
7.伝統医学	

図 16-2. UKM のカリキュラム構造

臨床実習施設には、大学附属病院以外に2つの教育病院があり、ほかにも3つのFamily Health Center などがある。Cheras キャンパスには、充実したクリニカルスキルスラボがあり、OSCE や OSPE のための試験会場も設置されている。試験会場は附属病院の12階ワンフロアを占め、病室を模擬病室に改造している。5年生の臨床試験には、実際の患者が模擬病室に宿泊し、試験が行われる。学生は医療面接と身体診察を患者に行い、所見を別室で教授にプレゼンテーションして評価を受ける。

④アイルランド王立外科医学校（RCSI）とダブリン大学（UCD）のマレーシアキャンパス（RCSI & UCD Malaysia Campus、旧称ペナン医科大学 Penan Medical College: PMC）

RCSI & UCD マレーシアキャンパスは、1996 年に創立された小規模の私立医科大学である（**写真 16-7**）。筆者が2008 年に訪問した際にはペナン医科大学と称されていたが、2019 年以降はアイルランド王立外科医学校（RCSI）とダブリン大学（UCD）のマレーシアキャンパスと改称されている。RCSI と UCD によって運営され、学位記もアイルランド国立大学から授与される。英語で教育され、教育目

標は臨床医の養成にある。

5 年間の教育期間のうち、第1～2年は UCD と RCSI に学生が派遣されて基礎医学教育を受け、3 年次からマレーシアに戻って臨床医学教育を受ける（**図 16-3**）。このユニークなシステムは、欧米のレベルで教育できることと、マレーシアでは臨床医学教育だけに専念できる利点がある。大学の規模は小さくて教員数にも限りがあるが、アイルランドとオンラインで結ばれ、Moodle（Modular Object-oriented dynamic learning environment）による e-ラーニングで十分な教育が行われている。

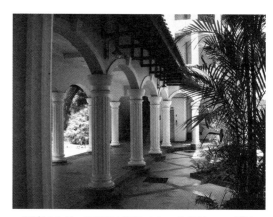

写真 16-7. RCSI&UCD マレーシアキャンパス

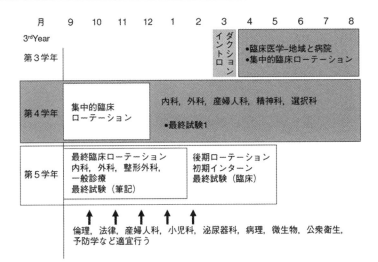

図 16-3. RCSI&UCD マレーシアキャンパスのカリキュラム構造

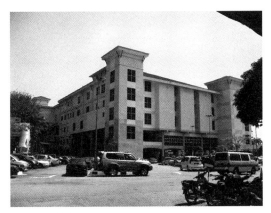

写真 16-8. ペナン総合病院

第3学年からはマレーシアキャンパスで臨床医学教育を受ける。系統講義は学内で行われるが、それ以外はほとんどが教育病院で実習を受ける。臨床実習は隣接するペナン総合病院（**写真 16-8**）などの教育病院、診療所、ホスピスなどと協定を結んで効率的に行われている。関連病院には小グループ実習室、クリニカルスキルスラボなども設置され、臨床技能教育が行われている。

3) 卒後教育

医師国家試験制度はなく、医学部卒業後は保健省管轄の医学評議会（Malaysian Medical Council）に医師登録を行い、2年間の臨床研修と3年間の公立病院勤務が義務化されている。年間の新卒医師数は、2008年当時約3,500名である。公立病院で勤務した後のキャリアパスは自由に選択でき、イギリス、オーストラリア、シンガポールなどの海外施設で専門医になる者も少なくない。

■参考文献

16-1) 外務省資料 https://www.mofa.go.jp/mofaj/area/malaysia/data.html#section1

16-2) 経産省：マレーシア医療提供体制 https://www.meti.go.jp/policy/mono_info_service/healthcare/iryou/downloadfiles/pdf/macrohealthdate_Malaysia.pdf

16-3) 厚労省：マレーシア社会保障政策 https://www.mhlw.go.jp/wp/hakusyo/kaigai/16/dl/t5-04.pdf

16-4) World Directory of Medical Schools https://www.wdoms.org/

16-5) 別府正志、奈良信雄：マレーシアの医学教育、医学教育 2009; 40：311-5.

16-6) 奈良信雄：世界の医学部を巡って（11）マレーシア、モダンメディア 2021; 67: 296-305.

17 サモア

南太平洋に浮かぶ島国のサモア独立国（以下、サモア）は、面積が東京都のほぼ1.3倍にあたる約2,830平方キロメートルで、人口は約20万人である[17-1]。サモアの主要な島はウポル島とサバイイ島で、首都はウポル島にあるアピアである。

1）医療事情

サモアは熱帯性気候で、年間平均気温は26〜27度である。高温多湿の気候を反映し、細菌性赤痢、アメーバ赤痢、コレラ、サルモネラなどの感染性胃腸炎が多く、A型肝炎や腸チフスも発生している[17-2]。さらに、蚊に媒介されるデング熱やジカウイルス感染症、サンゴに共生している海藻に付くプランクトンが作るシガトキシンによるシガテラ中毒などもある。

このような熱帯地域に特有な感染症だけでなく、近年では肥満に伴う生活習慣病が国民の健康を脅かしている。2012年の統計では、国民の平均寿命は72.982歳、男性が69.884歳、女性が76.235歳である[17-3]。穏やかな南国にしては寿命が短い印象である。

サモアでは2002年以前には医学部がなく、医師、とくに専門医の不足が大きな課題になっている。2008年のデータでは医師は85人、人口千人当たり約0.479人で、世界146カ国中100位である[17-4]。看護師・助産師は348人で、人口千人当たり約1.851人で、151カ国中91位になっている。

首都アピアには国立の総合病院があるが、一般的な医療は小さな地域診療所で行われている（**写真 17-1**）。診療所には常勤の医師がおらず、通常の診療は看護師が担当し、医師は週に1回程度巡回して診療に当たる。このため、高度な医療を必要とする場合には、ニュージーランドやオーストラリアなどの海外へ行かなくてはならない現状にある。

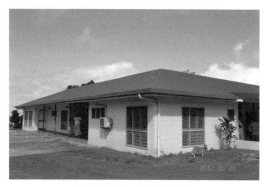

写真 17-1. 地域診療所

2）医学部教育

サモアには、2002年設立の公立／私立のOceania University of Medicine（サモア医科大学と呼称）と、2015年に設立されたNational University of Samoa School of Medicine（国立サモア大学医学部）の2医学部がある[17-5]。いずれも英語で教育され、オーストラリア、ニュージーランド、アメリカなど海外諸国からの学生も受け入れている。

①入学者選抜

教育課程としては、学士入学者を対象とする4年制のコースと、中等教育修了者を受け入れて5年間で教育するコースがある。

入学者は、看護師、理学療法士、救命救急士、薬剤師、医療助手など医療従事者を始め、ビジネス活動を経験してきた者などが多く、学生の平均年齢は40.5歳（22〜69歳）となっている。

②サモア医科大学

サモア医科大学は、西太平洋地区の医師不足を憂えたオーストラリア人医師Taffy Gouldにより、2002年にサモア政府とアメリカのフロリダにあるe-ラーニング教材会社Limited Liability Company（LLC）の共同で設立された。入学生は31名で、全学生数は150名（男性51名、女性99名）、教員は20名、職員も15名と、小規模の医学校である（**写真 17-2, 3**）。

サモア医科大学には、オンライン形式での教育に臨床実習を加えるという特徴がある[17-6, 7]。設立された経緯に加え、教員数や設備の状況にもよるのだろうが、教育課程の前半はすべてオンライン教育で、後半の臨床実習のみが附属病院や地域の病医院で実施される（**写真 17-4**）。

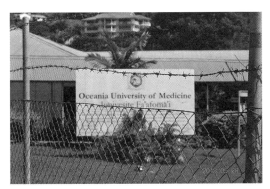

写真 17-2. サモア医科大学入り口

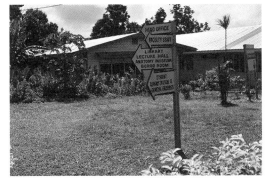

写真 17-3. サモア医科大学構内

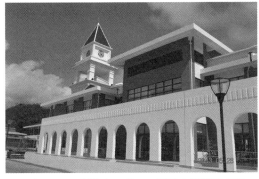

写真 17-4. 新築中のサモア医科大学附属病院

カリキュラム構造は**図 17-1** に示すように、医学入門教育、基礎医学教育、臨床医学教育、臨床実習から構成されている。前半は前臨床実習教育として位置付けられ、モジュール制で 114 週に亘って教育される。後半の 73 週が臨床実習期間となっている。

教育課程は Moodle で管理され、教材もオンライン教科書である。教育前半の前臨床実習教育は、アメリカの LLC から教員が講義する遠隔授業で、教員からは学生に質問するなど、双方向性の授業が意識されている。内容的には医学教育としては適切で、学生は事前予習をした上で e- ラーニング教育に臨

んでおり、確実な効果が上げられている。ただし、学生からは対面での教育が望ましいとの当然の要求があり、かつアメリカの時間に合わせているため、時差の調整にも不満がある。オンライン講義は週に 4 日間あり、他の 1 日は臨床技能教育が実施されている。

基礎医学教育の後は、臨床医学が臓器別のモジュール教育として、各 6 週ずつ行われる。オンラインで症例のシナリオが提示され、学生が病歴、身体所見、鑑別診断、臨床検査・画像検査、診断などを問題解決型学習（Problem-Based Learning: PBL）として実施されている。臨床推論能力の涵養が重視され、臨床実習に効率よくつながるように工夫されている。

なお、1 学年から 4 学年前半までは、通年で臨床技能教育初級編と、文献調査などの研究活動が行われている。前臨床実習教育の終了後には、アメリカ医師国家試験（United States Medical Licensing Examination：USMLE）step1 の受験が課せられている。

第 4 学年では、USMLE step1 受験のあと、1 週間の臨床技能訓練が行われてから、臨床実習に入る。

臨床実習は、56 週間のコア診療科と、16 週間の選択実習から構成される。コア診療科では、内科 12 週間、外科 12 週間、小児科 8 週間など、主要な診療科は十分な期間が設けられ、救急医療 4 週間、地域医療 8 週間など、医師に必要な技能が教育される仕組みになっている。臨床実習では日常の診療活動に加え、PBL でのシナリオ演習、関連領域の補助講義などもある。

臨床実習では、学生が受け持つ入院患者の病歴、診療内容などをベッドサイドで教員にプレゼンし、教員からは矢継ぎ早に鑑別診断や検査、治療方針、予後などが質問される形式になっており、アメリカで見られるようなクリニカル・クラークシップの形式になっている。

サモア医科大学の教育プログラムは、オーストラリアの評価機関である Australian Medical Council（AMC）と、ニュージーランドの評価機関である Medical Council of New Zealand（MCNZ）から認定されている。このように海外から評価を受けていることで、海外諸国から学生が集まってきている。

学年	区分	モジュール	週数	科目	通年	通年
1	前臨床実習教育 114週	医学入門	12	生物学，化学ほか	#20 臨床技能初級編 毎週一日	#21 医学研究
		#1	6	生化学		
		#2	6	分子生物学，臨床遺伝学		
		#3	6	生理学		
		#4	6	解剖学，神経解剖学，発生学		
		#5	6	組織学，細胞生物学		
2		#6	6	薬理学		
		#7	6	微生物学		
		#8	6	免疫学		
		#9	6	病理学		
		#10	6	呼吸器系		
		#11	6	消化器系		
3		#12	6	心臓血管系		
		#13	6	筋骨格系		
		#14	6	神経系，神経科学		
		#15	6	腎		
		#16	6	血液・免疫系		
		#17	6	内分泌系		
4		#18	6	生殖系		
		#19	6	行動科学，法医学，医療倫理学ほか		
	臨床実習教育 73週		11	USMLE step 1 受験		
		#22	1	臨床技能上級編		
		#23	12	内科		
		#24	8	産科，婦人科		
		#25	8	小児科		
5		#26	4	救命救急		
		#27	4	精神科		
		#28	8	家庭医療，地域医療		
		#29	12	外科		
			8	USMLE step 2 CK&CS受験		
		#30	4	選択実習		
		#31	4	選択実習		
		#32	4	選択実習		
		#33	4	選択実習		

図 17-1．サモア医科大学のカリキュラム構造

3）卒後教育

　サモア医科大学学生の出身国はサモアだけでなく、オーストラリア、ニュージーランド、アメリカを始め、カナダ、日本、ポーランド、カタール、シンガポール、台湾などと多彩である。卒業後も、サモアに限らず、隣国のフィジーや、オーストラリア、ニュージーランド、アメリカなどで医師として活躍する者もいる。

■参考文献
17-1）外務省資料　https://www.mofa.go.jp/mofaj/area/samoa/data.html
17-2）外務省、サモアの医療事情．
https://www.mofa.go.jp/mofaj/toko/medi/oceania/samoa.html
17-3）サモア独立国の健康と病気　http://top10.sakura.ne.jp/Samoa-p3.html
17-4）サモア独立国の医療体制と医療費 http://top10.sakura.ne.jp/Samoa-p4.html
17-5）https://www.wdoms.org/
17-6）https://oum.edu.ws/
17-7）奈良信雄：世界の医学部を巡って（14）サモア独立国、モダンメディア 2021; 67:427-35.

18 ▶ 香港

香港は中華人民共和国香港特別行政区として、東京都の半分程度の面積である約 1,106 平方キロメートル、人口は約 752 万人で、金融業、不動産業、観光業、貿易業が主要な産業になっている（2019年)[18-1]。

イギリス領土であった香港は、イギリスとの交渉の結果、1997 年 7 月 1 日、中国に返還された。以来、いわゆる、「一国二制度」として香港特別行政区には「高度な自治」が認められ、従来の資本主義制度と生活方式が 50 年間は維持されると定められている。

1）医療制度

香港人の平均寿命は、男性 81.17 歳、女性 86.75 歳と長寿地域である（2014 年)。医療機関には、香港政府医院管理局によって管理・運営される公立と、私立がある。公立の医療機関は、42 の病院、47 の専門診療所、73 の一般診療所があり、一方、私立の医療機関としては、11 の病院が登録されている[18-2]。

公立病院の医療水準は高く、少額の費用負担で最先端の医療を受けることができる。香港市民は、1 日最大 100 香港ドルで公立病院を利用でき、診察内容によっては私立病院の 100 分の 1 程度の費用で治療が受けられる。このため、長期の診療を必要とする患者や比較的重症の患者の多くが公立病院で医療を受けている。もっとも、診察予約が取りにくい、待ち時間が長い、などの課題が指摘される。

一方、私立の医療機関は予約がスムーズで、医師の選択も可能で、利便性が高い。私立病院には最新の医療設備が備わり、最先端の医療を受けることもできる。もっとも、医療費のほとんどが自己負担となり、高額な医療費を請求されるのが欠点である。

2）医学部教育

香港には、1887 年創立の香港大学 Li Ka Shing 医学部（香港大學李嘉誠醫學院）と、1981 年創立の香港中文大学医学部がある[18-3]。いずれも公立である。

①香港大学李嘉誠醫学院

1887 年に創立され、当初は Hong Kong College of Medicine for Chinese と呼ばれ、その後 Hong Kong College of Medicine、さらに Faculty of Medicine University of Hong Kong と称されていた。そして、李嘉誠（Li Ka-shing、1928 年生）から 10 億香港ドル（約 1 億 2,800 米ドル）の寄附を受けて香港大學李嘉誠醫學院（Li Ka Sing Faculty of Medicine, University of Hong Kong）と改称され、今日に至る。

李嘉誠は、中学卒ながら運輸、不動産、金融、小売り、エネルギー事業などで財をなした立志伝中の大富豪である。自らは質素倹約を貫き、故郷の汕頭大学を始め、ケンブリッジ大学、スタンフォード大学、マギル大学など世界でも有名な大学に多額の寄付を行っている。おそらく、教育を受けたくても満足に学べなかった彼が、優秀な若者を育成するために教育の振興に尽力していると思われる。

香港大學李嘉誠醫學院では 2016 年に学生の評価に関する国際シンポジウムが開催され、イギリス、アメリカ、カナダなどの招待者とともに筆者も招かれ、講演した（**写真 18-1**)。テーマは "Promoting Excellence in Assessment" で、医学生にとってとくに重要な臨床実習現場での評価（Work-place based assessment）のあり方が熱く論じられた。

医学部は立派なビルで、講堂などの施設、設備もよく整っている（**写真 18-2**)。会場の入り口付近に

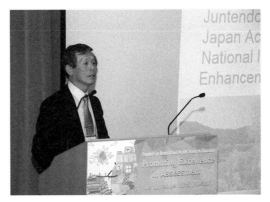

写真 18-1. 香港大學李嘉誠醫學院で開催された国際シンポジウムで基調講演

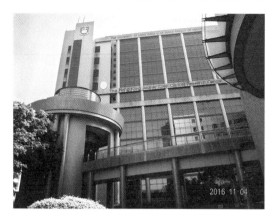

写真 18-2. 香港大學李嘉誠醫學院

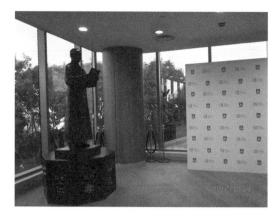

写真 18-3. 儒教の文字が入った台座に立つ孫文像と創立 130 周年記念パネル（香港大學李嘉誠醫學院）

は、忠・孝・仁・義・礼・智・信・恕の儒教道徳が書かれた台座に孫文がすっくと立ち医学生を見守っている（**写真 18-3**）。医師としてのプロフェッショナリズムには道徳が重要だとの考えに基づくと思われる。また、創立 130 年を記念したパネルが目を引く。

　医学部は 6 年制で、英語で教育されている（**図18-1**）[18-4]。「思考能力に富み、効果的で人類愛に満ちた医療を実践でき、かつ生涯学修能力に長けた医師を養成する」ことを使命に掲げている。そして、その目的を達成するために、4 つのテーマとして「人類の健康と疾病に関わる医学」、「医療技能」、「公衆衛生」、「医療倫理」を修得することを目標にしてい

る。

　カリキュラムの特徴は、最初の 2 年間で医学知識がモジュール制で教育され、3 年次は展開コース、4 ～ 6 年次はクリニカル・クラークシップで段階的に臨床技能を磨く構成になっている。

　臨床能力に秀でた医師の養成を目的としたカリキュラムにはなってはいるが、3 年次の 1 年間は展開コースとして、「国際貢献／人道支援活動」、「研究活動」、「学際教育活動」から選択必修のプログラムが組まれ、幅広い人材を養成する特色ある取り組みでもある。

　なお、2012 年からは 5 年制カリキュラムも導入されている[18-4]。

第1学年　医学専門教育課程										
教養科目, 医学入門		第1学年形成的評価			心肺系, 腎泌尿器系ブロック			第1学年総括試験		
第2学年　医学専門教育課程										
消化器系ブロック	筋骨格系ブロック	頭頸部, 神経系ブロック	第2学年形成的評価 頭頸部, 神経系ブロック		血液/免疫系ブロック		内分泌/生殖系ブロック	第2学年総括試験	実践中国語	
第3学年　展開コース										
		国際貢献 ／ 人道支援活動, 研究活動, 学際教育活動から選択必修						第3学年総括試験		
9月	10月	11月	12月	1月	2月	3月	4月	5月	6月	
第4学年　臨床実習										
臨床医学入門	第4学年形成的評価			前期クリニカルクラークシップ				第4学年総括試験		
		ローテーション（1）		ローテーション（2）		ローテーション（3）				
		ブロックA:内科系 ／ ブロックB:外科系 ／ ブロックC:癌, 感染症, その他コモンディジーズ								
8月	9月	10月	11月	12月	1月	2月	3月	4月	5月	
第5学年　臨床実習										
後期クリニカルクラークシップ				専門科クリニカルクラークシップ						
ローテーション（1）		ローテーション（2）	ローテーション（3）	ローテーション（1）		ローテーション（2）	ローテーション（3）	ローテーション（4）		
ブロックA:内科系 ／ ブロックB: 外科, 整形外科, 外傷 ／ ブロックC: 救急, 緩和ケア, 眼科				家庭診療科および地域医療, 内科, 外科, 産婦人科, 小児科/老年科, 精神科, 整形外科/外傷/救急						
第6学年　臨床実習										
専門科クリニカルクラークシップ				補習		最終総括試験		選択実習	プレインターンシップ	
ローテーション（4）	ローテーション（5）		ローテーション（6）	ローテーション（7）						
7月	8月	9月	10月	11月	1月	2月	3月	4月	5月	6月

図 18-1. 香港大学李嘉誠醫学院カリキュラム

■参考文献

18-1) 外務省資料 https://www.mofa.go.jp/mofaj/area/hongkong/data.html#01

18-2)「香港の医療事情〜公立病院と私立病院の違いについて〜」香港駐在員事務所秘書 Haw Siu Yun, June

https://www.ncbank.co.jp/hojin/asia_information/chuzaiin_news/pdf_files/hongkong_201604.pdf

18-3) WDMS https://www.wdoms.org/

18-4) 香港大學李嘉誠醫學院 https://www.med.hku.hk/en

19 台湾

台湾は、面積が九州よりもやや小さな約3万6千平方キロメートルで、人口は約2,360万人である[19-1]。三民主義（民族独立、民権伸長、民生安定）に基づく民主共和制が敷かれ、五権分立（行政、立法、監察、司法、考試）が確立している。考試が分立していることは特徴的で、医師国家試験も行政機関ではなく、独立した考試院が所管している。

台湾は20世紀後半から急速な経済および工業発展を遂げ、繁栄を誇っている。ただし政治面では、大陸の中華人民共和国との軋轢が問題になっている。

1）医療制度

台湾の医療体制は、政府の衛生福利部によって管轄されている。2013年時点で、公立医療機関が81、民間医療機関が414、診療所が42,436あり、人口1,000人に対して医師が2.6人、看護師および助産師が6人、病床数は6.8程度である[19-2]。

全民健康保険（NHI: National Health Insurance）が1995年に導入され、加入率は99%以上で、実質的に国民皆保険として機能している。ただし、企業グループが民間医療機関に参入するなど、民間資本の積極的な投資も活用されている。

国民の平均寿命は2015年で77.98歳となり、高齢化が問題になりつつある[19-3]。

2）医学部教育

日本統治時代の1895年に台湾病院（現在の台湾大学附属病院）が運営を開始し、日本から医師、薬剤師、看護師が派遣された。1898年に台湾総督府台北医院と改称され、1899年からは台湾総督府医学校として医学教育が開始された。後に台湾総督府医学専門学校、台北医学専門学校、台北帝国大学附属医学専門部と改称されて、今日の台湾大学医学部に至っている[19-4]。

現在、台湾には13の医学校がある[19-5]。このうち4校は国立大学で、9校が私立大学である。年間の卒業生は約1,300人である。教育年限は、2013年以前は7年であったが、以降は6年制に変更されて

いる。7年制は、日本で1946～1968年に実施されていたインターン制度を6年の医学部教育に組み入れたことに基づく。日本で40年以上も前に廃止されたインターン制度を中止すべきかどうかが議論され、漸く6年制に変更された[19-6]。

台湾の医学部では、基本的には日本の高校卒業生に当たる高級中学卒業生を入学させて教育が行われる。ただし、高雄醫學大學のように、高級中学卒業生だけでなく学士を入学させている医学部もある。

また、2013年に新設された義守大學（I-Shou University School of Medicine for International Students）では、台湾国民ではなく、海外からの学士を入学させて4年間で教育している。しかも、卒業後は台湾で医師になることはできず、祖国に戻って医師になるユニークなシステムになっている。

各医学部の入学定員は80～150名程度である。多くの医学部では英語と台湾語で教育されている。ただし、輔仁大學醫學院では台湾語で教育され、義守大學ではグローバル化への対応を意識して英語のみで教育されている。

①台北醫學大學

1960年に設立された私立の医科大学で、医学部、口腔医学部、看護学部、公衆衛生学部に9学科がある。医学部には医学科の他、呼吸治療学科という台湾随一の学科が設置されている[19-7]。台北市内にあり、約6,000名の学生が学んでいる。アジアのトップ100大学に入っているという自負があり、国際化に注力している（写真19-1）。

日本の医学部教育を見做した歴史的背景から、第1学年は教養教育、第2学年は基礎医学教育、第3学年は基礎医学教育と臨床医学教育、第4学年は臨床医学教育、そして第5、6学年が臨床実習としてのインターンシップになっている（図19-1）。

台北醫學大學では、2011年に医学教育制度に関する国際シンポジウムが開催され、筆者も招待された。テーマとして、従来の7年制教育から6年制教育にすべきか、あるいは4年制の学士入学制度に移行するかが熱く議論された（写真19-2）。シンポジ

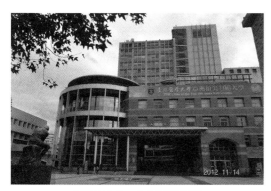

写真 19-1. 台北醫學大學

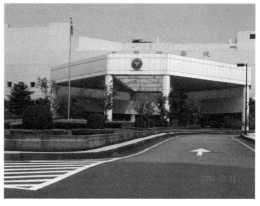

写真 19-3. 國防醫學院

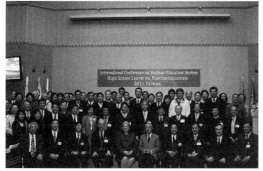

写真 19-2. 医学教育改革に関する国際シンポジウム
（台北醫學大學にて）

ウムでは、アメリカ、オーストラリア、日本、韓国における医学教育の現状が紹介された。ちょうど日本でも 2007 年頃に医学部は学士入学制度を導入すべきかどうかが議論されており、筆者は 2007～2008 年度に文部科学省の大学改革推進委託事業「日本におけるメディカルスクール制度の導入課題の検討も含めた医師養成制度の国際比較と学士編入学の評価に関する調査研究」を担当した。その調査研究成果を踏まえてシンポジウムで講演した[19-8]。

　国際シンポジウムでの活発な議論の結果を受けて、台湾の医学部教育制度が大きく転換することになった。この意味では私の講演も台湾の医学部関係者にはインパクトを与えたようで、以来交流が今日まで続いている。

②國防醫學院

　國防醫學院は 1901 年に設立され、三軍総病院を擁して医学部教育を担当している（写真 19-3）。三軍とは、陸、海、空軍を意味しており、まさしく軍医の養成がミッションになっている。6 年制の医学部教育で、カリキュラム構造は台北醫學大學とほぼ

第1学年：教養科目
必修：歴史, 物理学, 化学, 生物学, 心理学, 生化学, 有機化学, 英語, 生物統計学,
　　　基礎コンピュータプログラミング, 基礎人工知能, 医学研究入門etc.
選択：音楽, 芸術, 睡眠科学, 医学入門, 早期体験実習, 国際医療, 分子生物学, 文献検索etc.

第2学年：基礎医学科目
必修：医療倫理, 生化学, 生理学, 微生物学, 免疫学, 疫学, 人体の構造と機能総論, 筋骨格系, 呼吸・循環系,
　　　神経系, 消化器系, 泌尿生殖系, 内分泌系, 寄生虫学, PBL（生化学, 解剖学, 生理学）etc.
選択：社会医学, 救急初期対応, 伝統医学, ゲノム・プロテオミクス, 早期体験実習, バーチャル体験臨床実習,
　　　経営哲学, 文献検索etc.

第3学年：基礎医学, 臨床医学科目
必修：医史学, 解剖学, 病理学, 薬理学, 公衆衛生学, 整形外科学, 呼吸器病学, 循環器病学, 消化器病学,
　　　総合医学序論, EBMetc.
選択：早期体験実習, PBL（微生物学, 免疫学, 寄生虫学, 公衆衛生学）, 中国医学, 文献検索etc.

第4学年：臨床医学科目
必修：神経病学, 血液学, 腎泌尿器科学, 産婦人科学, 内分泌疾患, 精神疾患, 小児科学, 老年病学, 救急医学,
　　　外科学, 内科学, 臨床技能, 医療法制etc.
選択：鍼治療, 法医学, 臨床心電図, 超音波補助解剖学, 早期体験実習, PBL（臨床医学）, 文献検索, 睡眠医学etc.

第5学年：インターンシップ
第6学年：インターンシップ

（註）PBL：problem-based learning　問題解決型学修
　　　EBM：evidence-based medicine　根拠に基づく医学

図 19-1. 台北醫學大學カリキュラム

表 19-1. 国防醫學院英語能力判定

国際的英語能力試験	スコア
Test of English as a Foreign Language（TOEFL）	
paper-based tests	550
computer-based tests	213
iBT	80
International English Language Test (IELTS)	6
Test of English for International Communication（TOEIC）	850
Foreign Language Proficient Test (FLPT)	70
American Language Course Placement Test（ALCPT）	85

同様である [19-9]。

　ただし、軍医を養成する大学医学部ならではの身体鍛錬、指揮訓練、射撃訓練、軍事科学、核-生物-化学兵器など、軍医になるための教育が必修科目として追加されている。

　さらにグローバル化を意識して、高い英語能力の獲得を義務づけている。台湾で実施されている英語能力試験 General English Proficiency Test（GEPT）において、2年次の第2セメスター前に中等度以上の高得点をとることが要求される。もしも合格しない場合には、英語の上級コースを受講して、しっかりと学修した上で合格点を取らなければならない。また、国際的な英語能力測定試験で高得点を取得することも推奨されている（**表 19-1**）。

3) 医師国家試験

　五権分立が確立している台湾では、すべての公務員の人事を考試院が管轄している（**写真 19-4**）。日本の人事院に相当すると考えるが、公務員の採用試験や任用、管理等の人事管理を担当している。

　考試院は、消防士試験、船舶運転免許試験など、あらゆる国家試験の一切を引き受けている。当然ながら医師国家試験も考試院の管轄にある。このため、道路をはさんで考試院の目の前にある試験会場では、連日のように何らかの国家試験が実施されている。専任の職員が配置され、同じ試験会場を使用することで会場設営や運営に無駄がない。

　すべての国家試験を考試院が一手に担当しているがゆえに、試験システムの共有は簡単で、整備が進められている。ICT 技術が進んでいる台湾では、アメリカやカナダと同様に、医師国家試験にはコンピ

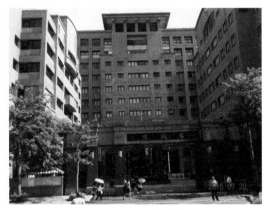

写真 19-4. 考試院

ュータ試験（CBT）が採用されている。CBT の長所として、試験の管理が容易であり、さらに動画を取り入れた試験なども行える、迅速に採点できるなどがある。万が一システムがダウンした場合に備えたバックアップ体制もしっかりと整えられている。

　人口が少ないために導入しやすいのかもしれないが、医師国家試験での CBT は、トラブルもなく、うまく稼働している。今後日本の医師国家試験を改革する上でも大いに参考になると考える。

4) 医学教育評価

　筆者は、2011 年に、全国医学部長病院長会議、文部科学省から依頼を受け、医学教育分野別評価制度の構築を担当することになった。そして、それまで奉職してきた東京医科歯科大学から定年退職するのを機に、2015 年 12 月 1 日に日本医学教育評価機構（JACME）を創設した。JACME は、2017 年 3 月 18 日に世界医学教育連盟から国際的に通用する評価機関であると認定された [19-11]。この結果、

JACME が評価し、認定した医学部は国際標準の医学部教育を実施されていることが証明されることになった。同時に、認定した医学部の卒業生はアメリカ ECFMG への申請資格が得られる運びになった。

　それまで存在していなかった制度、組織を首尾良く構築するには、海外の先行事例を参考にすることが近道である。そこで、およそ 20 年以上も前から医学教育分野別評価制度があり、実績をあげているアメリカ、カナダ、イギリス、オーストラリア、そして近隣の台湾、韓国などの評価制度を調査研究することにした。

　台湾では医学院評鑑委員会（Taiwan Medical Accreditation Council: TMAC）が医学教育評価を担当している。そこで、TMAC を訪問し、設立の経緯も含めて意見を交換した[19-6]。

　アメリカに移住する台湾の医学部卒業者が多いことから、台湾の医学部に対し、アメリカと同等の医学教育を行っていることを保証することがアメリカの国外医学教育認証委員会（National Committee on Foreign Medical Education and Accreditation: NCFMEA）から要求された。しかし、1998 年に受審した NCFMEA の評価では、「台湾の医学教育制度はアメリカに劣る」と判定されてしまった。その理由は、台湾では医学教育評価制度が確立されておらず、医学部教育の質が保証されていないことにあった。

　この指摘に危機感を感じた政府の教育部が、医学教育評価機関を設置するよう企画し、2000 年に医学部を評価する機関として TMAC が発足した。TMAC は政府の教育部、医学部長会議、国家衛生研究院から支持され、国家教育研究院の 7 階に事務局がある（**写真 19-5**）。

　TMAC では、頼其萬元会長、林其和前会長らと会見し、評価制度、評価基準、評価員養成法などについて情報を得た。そして、TMAC の評価制度を参考にして、JACME を発足させることができた。以来、TMAC との交流は現在でも続いており、

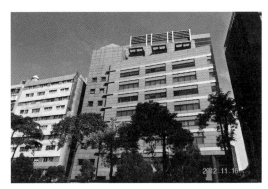

写真 19-5. 国家教育研究院

2020 年 の TMAC 設 立 20 週 年 記 念 式 典 に は COVID-19 の影響で参加できないかわりに、祝辞を送った[19-12]。

■参考文献

19-1）外 務 省 資 料　https://www.mofa.go.jp/mofaj/area/taiwan/data.html

19-2）明治大学国際総合研究所、ドゥリサーチ研究所 https://www.meti.go.jp/policy/mono_info_service/healthcare/iryou/downloadfiles/pdf/macrohealthdate_Taiwan.pdf

19-3）中村努：台湾における医療供給体制と公平性確保に向けた政府の役割。経済地理学年報 2016; 62: 210-28.

19-4）王敏斉：台湾の医学に影響を与えた日本人―耳鼻咽喉科の場合―、日本医史学雑誌 2008; 54（3）; 275-80.

19-5）World Directory of Medical Schools　https://search.wdoms.org/

19-6）奈良信雄：世界の医学部を巡って（12）台湾、モダンメディア 2021; 67: 338-49.

19-7）http://eng.tmu.edu.tw/

19-8）奈良信雄：文部科学省先導的大学改革推進委託事業「日本におけるメディカルスクール制度の導入課題の検討も含めた医師養成制度の国際比較と学士編入学の評価に関する調査研究」平成 19 ～ 20 年度研究成果総括報告書、東京医科歯科大学.

19-9）https://wwwndmc.ndmctsgh.edu.tw/uniten/100003/2676

19-10）https://www.lttc.ntu.edu.tw/E_LTTC/E_GEPT.htm

19-11）奈良信雄：日本医学教育評価機構設立の経緯と展開、大学改革・学位研究 2023; 24：1-12.

19-12）TMAC 20th Anniversary Special Issue https://www.heeact.edu.tw/40225/40231/42956/

20 韓国

面積が 100,210 平方キロメートル、人口が約 5,127 万人（2016 年、韓国統計庁）の韓国は、古来、日本とも交流が深く、文化面では参考になることも多い。医学教育の面においても、参考になる点が少なくない[20-1]。

たとえば、2007 年頃、日本でアメリカ式の学士入学制度を医学部に導入すべしという議論があったとき、韓国では先駆けて医学部に学士入学制度を導入していた。医師国家試験でも、臨床技能の評価が重要であるとの観点から、アメリカで行われている Clinical Skills（CS）に倣った客観的臨床能力試験（objective structured clinical examination :OSCE）をしっかりと導入している。さらに、医学教育分野別評価についても、韓国では 1999 年に評価機関（KIMEE）を設立し、2015 年創立の日本医学教育評価機構(JACME)に比べて 20 年近くも先行している。

1） 医療制度

韓国の医師数は 120,630 人（2017 年）で、うち女性医師は 28,151 人、65 歳以上の医師は 4,984 人である[20-2]。

韓国内の病院数は 3,887、病床数は 631,092 で、人口比から考えると、日本とほぼ同等の水準にある。日本と同じく、全国民に加入が義務付けられた国民健康保険制度があり、保険者は「国民健康保険公団」のみで、被用者は「職場加入者」、他は「地域加入者」として加入する。診療費は、一般的な治療には自己負担割合が 3 割であるが、入院の場合は一律 2 割負担で、医療機関の規模や種類、所在地によって負担割合が異なる[20-3]。

混合診療が認められており、保険診療については自己負担金を、保険適用でない自由診療については全額を負担する仕組みになっている。

2） 医学教育制度

韓国の医学部には、日本と同じく高校卒業生を入学させる 6 年制医学部（韓国では College of Medicine と表記）と、アメリカのように他学部を卒業した学士を対象にした 4 年制医学部（韓国では School of Medicine と表記）がある（図 20-1）[20-4]。

韓国で 6 年制と 4 年制の両システムが存在する背景には、高校生の受験超過熱、知識偏重の医師国家試験合格を重視するがあまりの臨床技能が不足して医師としての即戦力欠如、経済成長や高学歴社会を背景とした国民から医師の資質向上への強い要求、などがあげられる。

このため韓国政府がアメリカに倣って学士を入学させ、質の高い医師を養成する 4 年制医学部の新制度を 2006 年から導入した。2009 年までに医学部 14 校が従来の 6 年制医学部、14 校が 4 年制医学部、そして 13 校が両者の併用となった。

しかし、修学期間の延長に伴う教育費の高額、兵役の義務化に伴う医学生の高齢化と学修意欲低下、などの課題が指摘され、当時の医学部関係者は 4 年制医学部の導入に後ろ向きであった。これらの反対を受け、韓国政府は財政支援と教員数増員を条件に新制度を強引に導入したが、同時に 2011 年に見直すことが前提になった。

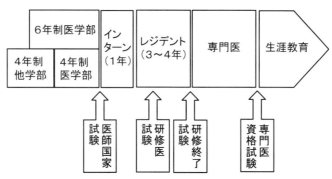

図 20-1．韓国における医師養成過程

いざ新制度が導入されると、医学部入学前の他学部での学修が等閑になったり、卒業者が都市に集中するなど、懸念された課題が噴出した。そこで、約束通り 2011 年に見直しが行われ、ほとんどの医学部が元の 6 年制に復帰した。2019 年現在、4 年制医学部はわずか 4 校のみで、残り 36 校は 6 年制医学部に戻っている。

3) 医学部教育

韓国には医学部が 40 校にある。医学部の卒業者は 2017 年に 3,898 名である。

①入学者選抜

高学歴が重視される韓国では、優秀な高校卒業生（トップ約 0.2%）が安定職業とされる医師を養成する医学部に進学する傾向が目立つ。医学部進学志望者は、センター試験 KSAT（Korean Scholastic Aptitude Test）の点数で選抜され、合格するには 4 科目で 400 点満点近い高得点が要求される。さらに、TOEFLE、面接などの評価も加味される。4 年制医学部に入学する場合には、学士号を取得した他学部での成績を証明する Grade Point Average（GPA）が考慮される。

②延世大学医学部

1885 年に創立された私立の名門医学部である。1 学年の学生数は 130 〜 140 人で、このうち女子学生は 30% 程度である。4 年制医学部として学士を入学させていた時期もあったが、現在では従来の 6 年制に戻っている。

講義はハングルで行われるが、スライドは英語で表示され、学生は英語の教科書類を使用している。シミュレーション教育施設が整備され、OSCE 用の部屋としてマジックミラーなどの設備が整っている。韓国では出生率が 1.2 人と少なく、医学生が大学病院で出産に立ち会える機会はほとんどないことから、精密な出産シミュレーターを用いた実習も行われている。

臨床実習の約 80% は大学附属のセブランス病院（写真 20-1）で実施され、残りは他の附属病院を回る体制になっている。セブランス病院は 2,062 床で、5 つの特別施設（癌センター、リハビリテーション

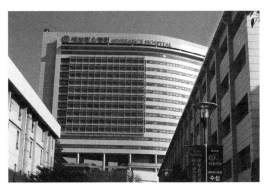

写真 20-1. 延世大学附属セブランス病院

病院、循環器病院、眼科病院、こども病院）を有している。手術は約 140 件／日行われ、2007 年度は 43,739 件の手術実績がある。手術用ロボットのダ・ヴィンチが 4 台（2008 年当時）配備され、種々の手術に応用されている。

③ソウル国立大学医学部

1946 年に創立された韓国でもトップと言われる国立大学である（写真 20-2）。1 学年定員は約 138 名で、女子学生は 30% 程度である。

6 年間の医学部教育のうち、最初の 2 年間は医学進学課程と位置づけられ、社会学、倫理学、物理学、生物学、コミュニケーション能力、問題解決能力、文化など、日本の教養教育（共通教育）にあたる教育が行われている。その後の 4 年間は医学専門教育で、人体の構造と機能、病態基礎、人体組織と疾患、臨床実習がブロック制で行われ、社会医学、選択コース、医学研究、臨床推論、臨床医学入門（ICM）、縦断臨床実習などが教育されている（図 20-2）[20-5]。学生インターンシップとして、より実践的な臨床実習の取り組みもある。

ソウル国立大学には附属病院、こども病院、歯科

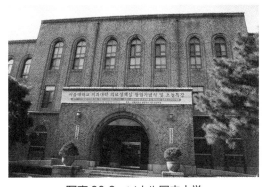

写真 20-2. ソウル国立大学

第1学年	人体の構造と機能（解剖学, 組織学, 生理学, 生化学, 基礎神経学）	社会医学1	病態基礎（病態生理学, 感染症基礎, 基礎免疫学, 薬理学）	社会医学2	人体組織と疾患I（生殖, 成長と発達1, 感染症, 免疫疾患）	医学研究1	進級試験
	選択コース1		選択コース2		臨床医学入門I		

第2学年	人体組織と疾患II（造血器, 腫瘍, 代謝, 内分泌, 神経, 行動）	社会医学3	人体構造と疾患III（呼吸器, 循環器, 消化器）	人体構造と疾患IV（腎・泌尿器, 筋骨格, 皮膚, 感覚器, 生殖, 成長と発達2）	進級試験	社会医学4	医学研究2
	臨床医学入門II-1		臨床医学入門II-1	臨床医学入門II-2			
	選択コース3		選択コース3	選択コース4			

第3学年	臨床推論I	臨床医学入門III	臨床実習（内科）	社会医学5	臨床実習（産婦人科, 小児科）	臨床実習（外科）	社会医学6	臨床実習（精神科, 神経内科, 画像診断）	進級試験
			縦断臨床実習		縦断臨床実習	縦断臨床実習		縦断臨床実習	

第4学年	アドバンスト選択コース	社会医学7	選択臨床実習	試験	社会医学8	学生インターンシップ	卒業試験
						臨床推論II	

図 20-2. ソウル大学医学専門課程カリキュラム

病院、臨床研究施設があり、総ベッド数は1,500床で、4,000人以上／日の外来患者の診療を行っている（写真 20-3）。

④プサン国立大学医学部

プサン国立大学は釜山に位置する国立大学である。かつては市内中心部に位置していたが、キャンパスが狭隘であったため、2008年に郊外のヤンサンに新病院を開業し、移転した。1学年定員は約125名で、男女比はほぼ1：1である。

教育はスコットランドのダンディー大学のアウトカム[20-6]を参考にした学修成果基盤型教育を導入し、使命感と高潔な倫理観を持ち、社会から信頼される医師の養成を目指している。ブロック制教育や問題解決基盤型学修（problem based learning: PBL）を採用して自己学修を推進している。臨床実習は第3〜4年次の2年間で行われ、臨床技能は7〜12ステーションのCPXとOSCEで評価されている。シミュレーション教育センターは韓国で最も早い2005年に設置され、シミュレーション教育が臨床技能の修得を高めるように積極的に活用されている。

大学附属病院は、2,000床以上を有し、23の医科診療科と8つの歯科診療科、その他研究施設がある（写真 20-4）。救急センターでは毎年2,000人以上の緊急患者を受け入れ、11の手術室で1日に40以上の手術件数をこなしている。小児科病棟はエントランスが靴のような形をして、病棟内の壁色も穏やか

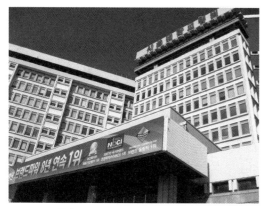

写真 20-3. 国立ソウル大学病院

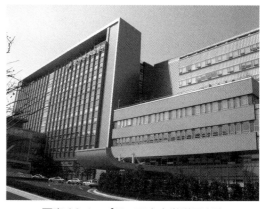

写真 20-4. プサン国立大学附属病院

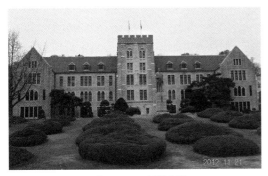

写真 20-5. 高麗大学

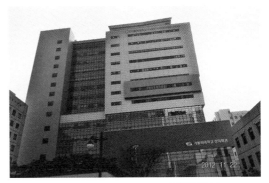

写真 20-7. カトリック大学医学部

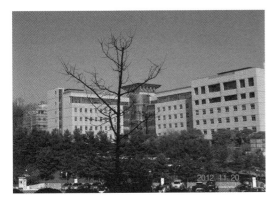

写真 20-6. 高麗大学病院

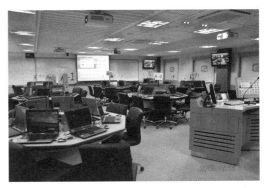

写真 20-8. TBL 教室（カトリック大学医学部）

で、遊具などが備えられるなど、患児の心を和らげる工夫が随所に凝らされている。

⑤高麗大学医学部

　高麗大学医学部は 1938 年に創立された私立の名門校で、延世大学と双璧をなす（**写真 20-5**）。1 学年の定員は約 130 名で、カリキュラムはソウル国立大学と同様、2 年間の医学部進学課程と 4 年間の専門教育とからなる。約 1,000 床の大学附属病院（**写真 20-6**）のほか、2 つの附属病院があり、臨床実習が行われる。

⑥カトリック大学医学部

　韓国は社会、文化面で儒教の影響が色濃く残り、宗教を重んじる傾向が強い。宗教人口比率は 53.1％で、信仰の内訳は仏教：42.9％，プロテスタント：34.5％，カトリック：20.6％，その他：2.0％となっている[20-7]。カトリック大学医学部は 1954 年に設立された（**写真 20-7**）。医学部、附属病院の施設は充実し、海外からの来訪者を迎える宿泊施設も整えて国際交流も活発に推進されている。シミュレーシ

ョンセンターも充実して、シミュレーション教育が実践されている。また、学生の能動的学修を実践するために、チーム基盤型教育（Team-based Learning：TBL）が実施されている（**写真 20-8**）。

4) 医学教育評価

　医学教育の評価は、医学教育の質を保証し、さらに向上させて優秀な医師を養成して国民の健康を維持・増進する上で極めて重要である。この観点に基づき、韓国では日本よりも早く、1999 年から韓国医学教育・評価機構（Korean Institute of Medical Education and Evaluation: KIMEE）の下にある医学教育評価委員会（Accreditation Board for Medical Education in Korea: ABMEK）によって、4 ～ 6 年に 1 度の頻度で実施されている[20-8]。

　KIMEE による評価は、6 領域から構成される評価基準に基づいて、必須水準、推奨水準、卓越した水準についての自己点検評価が行われ、実地調査が実施される。評価の結果は評価報告書としてまとめられ、受審医学部の教育質保証が行われている[20-9]。

　KIMEE は、2016 年に世界医学教育連盟（WFME）

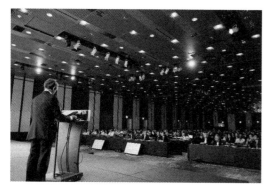

写真 20-9. 世界医学教育連盟総会での基調講演
（2019 年、於ソウル）

から国際的に通用する評価機関として認定された[20-10]。因みに日本医学教育評価機構（JACME）は 2017 年に WFME から認定を受けたが、設立から現状について 2019 年にソウル市内で開催された WFME 総会の基調講演で紹介した（**写真 20-9**）。

　医学教育評価の結果、2018 年に Seonam 大学医学部が適正な医学教育が行われていないと判定され、認可が取消された。国際的にも認可取消しは極めてまれで、KIMEE の評価が厳格であることの証明であろう。

5）医師国家試験

　医師国家試験は 2008 年までは筆記試験のみであったが、2009 年からは臨床技能試験として、clinical performance examination（CPX）と OSCE が導入された[20-11]。

　CPX と OSCE は国立国家試験院（National Health Personnel Licensing Examination Board：NHPLEB）において、厳重なセキュリティを保った上で実施される（**写真 20-10**）。10 分間の CPX 6 ステーションと 5 分間の OSCE6 ステーションで臨床技能・態度が評価される。

　CPX は、課題シナリオに基づいて標準模擬患者（Standardized Patient: SP）を対象に行われ、態度、コミュニケーション能力、臨床知識などが評価される。

　OSCE は、外科縫合、採血、救急などをシミュレーターと SP を利用して行われる。

　医師国家試験に臨床技能試験が導入されたことは、各医学部での臨床技能教育の充実に貢献している。

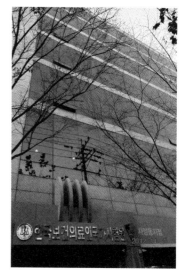

写真 20-10. 韓国国立国家試験院

　臨床技能試験は毎年 9 月から 11 月にかけて行われ、筆記試験は 1 月に 2 日間で 450 題が出題される。臨床技能試験の合格率は約 95％、筆記試験の合格率はほぼ 90％である。

6）卒後教育

　医師国家試験に合格した者は、1 年間のインターンと、続く 4 年間のレジデント勤務が義務付けられている（**図 20-1**）。

　インターンは、内科 1 カ月、外科 1 カ月、皮膚科 2 週間のように一定期間で診療科をローテートし、医師としての基本的な技能を修得する制度である。もっとも、卒前臨床実習とインターン研修の内容における違いが明確でなく、かつ医学医療の実践にはさほど重要ではない“雑用”とされる業務も少なくないとのことで、インターン生には不満もある。一方では、医療機関側にとっては、インターン生が貴重な労働力になっている。インターン修了時には、とくに評価試験はなく、ほぼ全員が修了できる。

　インターン終了後はレジデントになる。インターン期間中に自身が進みたい診療科と、そのレジデントプログラムから医療機関を選択する。各医療機関の受け入れレジデント数は、専門学会と保健省がその医療機関の指導医数、患者数、医療施設、研究活動の成果などを勘案して決定している。最終的には、保健省の医療人員に関する計画に従って各診療科のレジデントの合計数が決定される。

レジデントはそれぞれの診療科での専門的技量を身に付けるために、4年間の研修を受ける。レジデントの1〜2年目は、インターンと同じく、日々の診療に従事する。3〜4年目になるにつれ、より高度の医療技能を修得できるようになっている。レジデントの途中と終了時には、試験で評価を受ける(図20-1)。レジデントは成績順に希望する診療科に進むことができる。

レジデント修了後は、1〜2年間のフェローになって専門医教育を受け、その後は指導医の立場になっていく。診療科の医師配分数は、保健省が各専門学会と相談して決定している。このため、医師の診療科偏在の問題はない。

■参考文献
20-1) 奈良信雄：世界の医学部を巡って (9) 韓国、モダンメディア 2021; 67: 222-31.
20-2) OECD 資料　https://data.oecd.org/health.htm
20-3) 健康保険組合連合会：「韓国医療保険制度の現状に関する調査研究報告書」
https://www.kenporen.com/include/outline/pdf/chosa28_01_kaigai.pdf
20-4) 鈴木利哉、別府正志、吉原桂一、奈良信雄：韓国における医学教育。医学教育 2009; 40: 322-25.
20-5) ソウル大学医学部カリキュラム　http://medicine.snu.ac.kr/en/node/12798
20-6) 鈴木利哉, 錦織宏, 奈良信雄. スコットランドにおける臨床技能教育－シミュレーション教育と OSCE による評価－。医学教育 2008; 39: 376-9.
20-7) 外務省資料 https://www.mofa.go.jp/mofaj/area/korea/data.html
20-8) Korean Institute of Medical Education and Evaluation (KIMEE): KIMEE leads to desirable Medical Education. http://www.kimee.or.kr/en/ kimee-2/
20-9) 奈良信雄：医学教育の国際的な評価の動向。大学評価研究 2018; 17：61-6.
20-10) World Federation for Medical Education (WFME): WFME Recognition Programme. http://wfme.org/accreditation/recognitionprogramme/
20-11) 奈良信雄：韓国医師国家試験：厚生労働科学研究費補助金地域医療基盤開発推進研究事業「医師国家試験の改善に関する研究」平成 25 年度総括研究報告書 73-75、2014.

おわりに

　21 世紀に入り、国民から信頼される医師を養成するために、わが国では医学教育の面において数々の大きな改革が相次いで行われた。

　医学生が確実に医療を的確に実践できるための知識・技能・態度を修得して社会の要請に応えられるよう、文部科学省による医学教育モデル・コア・カリキュラムが策定され、2001 年に公表された。そして医学生の学修成果達成を評価するために臨床実習開始前共用試験が 2005 年から開始され、2022 年からは医師国家試験の受験資格として法制化された。また、2004 年からは 2 年間の臨床研修が必修化されている。

　さらに 2015 年から医学部教育の質を保証すべく、日本医学教育評価機構による医学教育評価が全医学部に対して実施されている。

　血液学者として、血液疾患の臨床と白血病研究を専門にしてきた私は、医学教育改革を契機に、50 歳にして「医学教育学」という未知の領域に足を踏み入れることとなった。

　医学教育の開発と推進を目的に全国共同利用施設として東京医科歯科大学に設置された医歯学教育システム教育センター長を兼任することとなり、医学教育学を学ぶべく、研究論文を読みあさり、国内外の学会やワークショップに参加したり、海外の医学部を視察訪問して意見交換した。この間、多くの先輩、同輩、後輩からの指導、協力を仰ぎ、一歩ずつ医学教育研究の道を歩むことができた。

　とりわけ、共用試験システム開発および日本医学教育評価機構の発足から今日に至るまで、同志として、また盟友として多大なるご支援とご協力をいただいた東京慈恵会医科大学福島統特命教授、大学改革支援・学位授与機構鈴木利哉特任教授には、深甚なる敬意と謝意を表したい。

　白血病研究の分野では、多能性血液幹細胞を発見したトロント大学 Ernest McCulloch 教授（故人）の門下生として多少なりとも国際的知名度があったと自負するが、医学教育学の分野では赤子同然だった。そんな私であるが、多くの海外研究者に見守られて、少しずつ海外の調査研究を進めることができた。

　海外では、「自分の性 Nara は日本の古都を表し、私は日本を背負っている。名 Nobu はニューヨークの高級レストラン NOBU のオーナーシェフと同じだ。もっとも、ニューヨークの Nobu は rich だが、東京の Nobu は貧乏な一介の学者だ」。こう自己紹介すると、大爆笑を誘うとともに、すぐに覚えてもらえた。名前得だと両親には感謝する。

　以来、多くの海外研究者とは交流を続け、最新の情報を交換している。なかでも、世界医学教育連盟 David Gordon 前会長、アメリカ医学教育連絡調整委員会（LCME）Dan Hunt 前代表、ヨーロッパ医学教育学会（AMEE）Donald Harden 元会長、アメリカ外国医師卒後教育委員会（ECFMG）Emanuel Cassimatis 前会長、国際医学教育研究推進財団（FAIMER）John Norcini 前代表、トーマス・ジェファーソン大学医学部佐藤隆美教授、同 Joseph Gonnella 名誉医学部長、同 Charles Pohl 教授、カリフォルニア大学サンフランシスコ校 Joel Barish 客員教授、ミュンヘン工科大学 Sebastian Schmid 医学博士、オーストラリア医学教育評議会 Michael Field 教授、韓国医学教育評価機関 Ducksun Ahn 元会長、台湾医学教育評価機関 Chiwan Lai 元会長らとは、現地で、あるいは日本国内で口角泡を飛ばして論議を重ね、ワインを飲み交わした。彼らとのコミュニケーション（ノミニュケーション？）なくしては、海外医学教育の調査研究を完遂することは適わなかったと思う。

　さらに、医学生や臨床研修医の日米交流を推進する米国財団法人野口医学研究所からは、とくにアメリカでの臨床実習、臨床研修制度を学ぶ上で多大なる協力をいただいた。ハンガリー、チェコ共和国の医学教育制度の調査研究については、ハンガリー医科大学事務局、チェコ医科大学事務局のご支援をいただいた。国内外のシミュレーション教育の研究開発と発展の調査については、京都科学株式会社の多大なご協力をいただいた。ここに御礼申し上げる。

　なお、海外の調査研究は文部科学省と厚生労働省の研究プロジェクトによるものが多く、その成果は公式な報告書として公表してきた。また、研究成果に海外でのエピソードも混じえて、学術誌「モダン

メディア」に 2020 年から 2022 年にかけて毎月、計 22 回連載してきた。本書はこれらを基に書き起こし、海外諸国での医師養成の現況をまとめた。通過点としての記録ではあるものの、後生に残るアーカイブになるものと確信する。

経済不況のあおりを受け、出版業界も苦境に立たされており、いかに学術的価値が高い書籍であろうと、出版には相当な困難を伴う。幸いにも、本書の刊行の趣旨に賛同された野口医学研究所、株式会社京都科学からは出版にご協賛をいただき、上梓する

ことができた。ここに深甚なる謝意を表する。

また、私のわがままな要望にもかかわらず、懇切丁寧に編集の労をとっていただいた篠原出版新社木下貴雄社長、井澤泰氏には心から御礼申し上げたい。

医学・医療関係者だけでなく、医療を受けられる一般市民の方々を始め、多くの人が本書を手にとっていただき、わが国でより質の高い医師がしっかりと養成され、もって国民の健康が増進されるよう、ご理解とご支援をいただきたいと心から願う。

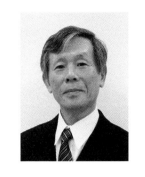

著者紹介

奈良 信雄（なら　のぶお）、医学博士

略　　歴：1975 年東京医科歯科大学医学部卒業、同第一内科入局。1976 年横浜
　　　　　赤十字病院内科医師。1983 年カナダトロント大学オンタリオ癌研究所
　　　　　留学。1994 年東京医科歯科大学臨床検査医学講座教授。2002 年全国
　　　　　共同利用施設医歯学教育システム研究センター教授（兼任）。2006 年
　　　　　同センター長。2015 年順天堂大学特任教授、東京医科歯科大学名誉・
　　　　　特命教授、大学評価・学位授与機構特任教授。
　　　　　2023 年現在、日本医学教育評価機構常勤理事、順天堂大学客員教授、
　　　　　東京医科歯科大学名誉教授、NPO 法人野口医学研究所理事長、公益財
　　　　　団法人東洋療法研修試験財団理事長、公益財団法人中村積善会理事長。
役職等：文部科学省大学設置分科会医学専門委員会主査、同医学教育モデル・
　　　　　コア・カリキュラム連絡調整委員、同医学教育カリキュラム検討会委
　　　　　員、厚生労働省医師国家試験改善検討部会委員、同医師国家試験出題
　　　　　基準検討部会委員、医道審議会医師分科会共用試験部会委員、全国医
　　　　　学部長病院長会議教育カリキュラム調査委員長、同医学教育質保証検
　　　　　討委員長、同医学部・医科大学の白書調査委員会委員、同医学教育委
　　　　　員会委員、大学評価・学位授与機構（現大学改革支援・学位授与機構）
　　　　　学位審査会専門委員、医療系大学間共用試験実施評価機構共用試験制
　　　　　度・システム開発委員会責任委員、同共用試験医学系 CBT 実施小委
　　　　　員会副委員長、等歴任。
学　　会：日本医学教育学会名誉会員、日本シミュレーション医療教育学会名誉
　　　　　会員、日本血液学会功労会員、等
　　賞　：日本医学教育学会日野原賞受賞

世界 20 カ国における
医師養成システム－海外諸国では医師がどのように養成されているか？

定価 2,750 円（本体 2,500 円＋税）

2023 年 6 月 24 日　初版第 1 刷発行

著　者　奈良　信雄
発行者　藤原　大
DTP・印刷所　株式会社丸井工文社

発行所　**株式会社 篠原出版新社**
〒 113-0034　東京都文京区湯島 3-3-4 高柳ビル
電話：（03）5812-4191（代表）　郵便振替 00160-2-185375

E-mail：info@shinoharashinsha.co.jp
URL：www.shinoharashinsha.co.jp

ISBN 978-4-86705-818-3